日本酒をまいにち飲んで健康になる

医学博士 滝澤行雄 著

はじめに

古来、洋の東西を問わず、微生物による自然の働きで生成されるアルコール飲料（日本酒）は「百薬の長」と言われ、その有益性が評価されてきました。貝原益軒の『養生訓』には「酒は天の美禄なり。少し飲めば陽気を助け、血気を和らげ、食気をめぐらし、愁いを去り、興を発して、甚だ人に益あり」とその極意を吐露しております。

日本酒は日本の風土と歴史が育んだ日本の伝統文化の所産として、日本人の多くは日本酒を飲む習慣を身につけています。

日本酒には薬理（1次）機能、感覚（2次）機能、生体調節（3次）機能がそなわっています。酒は、一般食品と違って消化を受けずに、そのまま胃腸からほぼ完全に吸収され、食事から摂るエネルギー源の中ではカロリー価が非常に高いのです。醗酵食品の日本酒はアミノ酸、アミン、ビタミン、有機酸など120種類以上の栄養成分を含有し、その薬理効果は鎮静、催眠、ストレスの解消、食欲増進、栄養効果などを発揮します。この薬理作用と相まって、2次機能の感覚の中で、味覚は輻輳《ふくそう》する現代社会にあって最も多くの「癒《いや》し」を与えてくれます。

この薬理・感覚機能に加え、心臓病、がん、骨粗鬆症、老化・認知症を予防する生体調節作用のあることが近年、世界の研究者により解明され、今や公知の事実となっています。

アミノ酸成分が示す3次の生体調節機能は生活習慣病の予防ばかりでなく、アレルギーや自己免疫疾患、健忘症、白内障、放射線防護などに新たな展開をもたらしています。この健康的効果は小量ないし中等量（日本酒で1～3合）の飲酒者に認められ、非飲酒者や大量飲酒者では逆に発症リスクが上昇し、予防効果は見られません。

一方、多量飲酒などの「不適切な飲酒」は、急性アルコール中毒や依存症、精神病だけでなく、社会的なアルコール関連問題を引き起こします。関連する事案は多岐に渡り、飲酒運転、自殺、暴言・暴力、家庭内暴力、虐待、家庭崩壊、借金など余りにも厳しい現状です。

現在、アルコール飲料と健康に関しては、全世界的な規模で問題化しており、WHO（世界保健機関）は2010年5月に「アルコールの有害な使用を低減するための世界戦略」を採択しました。10分野の推奨政策オプションを提示し、各国に対して自国の実情に応じた最も適切と思われる政策の対応を求めています。この決議を受けて、わが国では国や地方公共団体などの責務を明示した「アルコール健康障害対策基本法」（2014年4月）を制定しました。アルコール健康障害の防止は、原因となっている不適切な飲酒を控えることに尽きます。

WHOは適正飲酒を「その個人にとって、医学的に安全な量を責任ある方法で飲む」と定義しています。安全量の目安は、個人差もあるので、自分自身で適量をわきまえなくてはなりません。日本の21世紀における国民健康づくり運動は、節度ある飲酒として1日平均純アルコールで20g（日本酒1合、ビール中びん1本）程度である旨の知識を普及することを目標の一つにしています。公益社団法人 アルコール健康医学協会は適正飲酒を2合としています。最近医学が解き明かしている健康効果量は1日2〜3合となっています。

今日、時代の流れとして健康志向が高まり、飲酒のあり方も大きく変化し、以前のように酒の味や酔いを楽しむだけの時代から、酒は料理をおいしく、楽しく味わうための名脇役とさえ考えられるようになりました。日本酒と料理の相性から食事の質が健康的であれば、飲酒量もより適正になってきます。最新の医学は健康と長寿に飲酒が予想以上の薬効を示すことから、少子高齢化社会の医療・介護の問題が予防可能な生活習慣病などの1次予防に尽きるとすれば、まさに日本酒の出番だと言っても過言ではありません。

そこで、酒の持つ3次機能の素晴らしさを一人でも多くの人に知ってほしいと願い、本書を出版することにしました。日本酒の薬理・感覚・生体調節作用による健康効果ならびに大量飲酒による健康障害を中心に、ほかにも適正飲酒、健康に良い飲み方、味覚とその旨味、さらに日本酒の歴史、製法、酒類、酒販店の役割などに至るまで、5章に分けてとりまとめた次第です。また、それぞれの章の終わりには、日本酒に関する最新情報を「コラム」として掲載しています。

価値観の多様化は飲酒の嗜好を変え、酒に対する知識もまたひときわ深まってきました。酒の功罪とその科学的根拠を糧として、適量飲酒がいかに健康の良薬であるか、そのエッセンスを読み取っていただければ望外の幸せです。

目次

第一章　日本酒できれいになる

日本酒のアミノ酸パワー……12
アルコールを代謝する……16
日本酒の美肌効果……21
酒風呂の効用……23
酒粕でダイエット……25
酒粕パックできれいになる……27
ストレスを解消する……29
不眠症に有効……31
冷え症・肩こりに効く……33
●コラム／和食が世界無形文化遺産に……35

第二章　日本酒で健康になる

酒は百薬の長……38
がん予防に効果あり……41
動脈硬化を防ぐ……51
血液をサラサラにする……55
心臓病を予防する……57
糖尿病を予防する……64
骨粗鬆症に期待される……67
認知症に役立つ……70
その他の難疾患……75
●コラム／日本酒で乾杯推進会議……83

第三章　飲酒と健康を考える

アルコール依存性……86
普通酩酊と異常酩酊……88
社会的なアルコール関連問題……89
妊婦の飲酒……90

未成年の飲酒……91
飲酒運転……92
WHOの世界戦略……94
アルコール健康障害対策基本法……96
●コラム／地域一体型の〝酒蔵ツーリズム〟……97

第四章　日本酒を楽しむ

適量飲酒……100
料理を引き立てる日本酒……107
肴の栄養学……108
おいしく飲むための酒器選び……110
日本酒のテイスティング……113
日本酒と行事……115
日本酒パーティ……117
お酒のマナー……118
「和らぎ水」を使った健康的な飲み方……120

●コラム／日本酒で乾杯条例……121

第五章　日本酒を深める
日本酒の歴史……124
日本酒の原料……127
日本酒の造り方……128
日本酒の上手な保存法……132
造り酒屋……133
日本酒の種類……134
日本酒度と酸度……137
ラベルの見方……139
酒販店の役割……142
鏡開きでふるまう……144
日本酒を贈る……145
●コラム／〃酒サムライ〃いざ、出陣！……146

第一章

日本酒で
きれいになる

日本酒のアミノ酸パワー

日本酒の一般的薬理作用を挙げると、（1）血管運動中枢に抑制的に働き、末梢血管を拡げ、体熱の放散を促進させます。ついには体温が下がるため、寒い所に出ると酔い覚めの震えが起こります。これは血管を拡張させることで体温の放出を防ぐ反応の一つです。（2）口腔や胃粘膜に刺激を与え、反射的に心臓機能を亢進させます。脳動脈圧は下がって血流量が増加します。（3）胃体の胃底腺に作用して胃液の分泌を促進させます。（4）脳下垂体から出る抗利尿ホルモンの働きを間接的に抑えるため、排尿の頻度が多くなります。体内の水分が失われても、ナトリウム、カリウム、クロールはあまり排出されず、血中に濃縮されます。そのため、喉の渇きから水が欲しくなります。（5）飲酒時、気分が高まってくると、性への欲望が強まり、性感が高まります。

日本酒はアルコールそのものではありません。酒税法では酒類はアルコール分を温度15度の時に原容量１００分中に含むエチルアルコール容量（単位は％ですが、度数が用いられる）と決めています。日本酒にはアルコール分のほか、アミノ酸、アミン、有機酸、糖類、ビタミンなど１２０種類以上の栄養価に富む物質が含まれています。アミノ酸含量は吟醸酒、純米酒から普通酒まで総じて100ml中10~200mgと大きな差があります。

含量の多いグルタミン酸は脳の機能、アラニンは免疫の機能をそれぞれ高め、ロイシンはたんぱく質代謝を調整します。なお、蒸留酒ではアミノ酸類、糖類などのエキス分はゼロか、ごく微量にすぎないのです。

今日の醸造技術は、アミノ酸、有機麹酸などをもろみ中の段階で酒中に溶出させます。天然アミノ酸エキスの生理活性物質は、日本酒の方に多く溶解するようにし、酒粕への移行をできるだけ抑えています。

飲酒時の生理的、心理的感覚に影響を与えるのは主にアミノ酸によるのです。食欲を増進させるアミノ酸の旨味成分を見ると、甘味はグリシン、アラニン、プロリン、セリンが、苦味はフェニールアラニン、チロシン、アルギニン、イソロイシン、バリン、メチオニン、リジンが、酸味はアスパラギン酸、グルタミン酸が、その役割を果たしています。これらの旨味成分は、脳神経では最も大きい迷走神経が感知します。アミノ酸の味覚で食欲が進むのは、副交感神経の支配を受けて、胃液や膵液が分泌されるからです。

自然界には約300種類のアミノ酸が存在しますが、動物、植物、微生物などあらゆる生物のたんぱく質は、これらのうちたった20種のアミノ酸が含まれているに過ぎないのです。しかも、体内で合成できないアミノ酸が成人で8種、乳幼児で9種あり、これらは必須アミノ酸、あるいは不可欠アミノ酸と呼ばれて食物から摂らなければなりません。

日本酒中のアミノ酸は身体のたんぱく質の構成成分としてだけでなく、細胞内や血漿に遊離した形で存在し、体内でさまざまな役割を果たしています。以下、それぞれのアミノ酸の生理作用を見ることにします。

【アラニン】必須アミノ酸。運動時に必要に応じてエネルギー源として利用され、新たな糖産生の働きをします。免疫機能を高め、肝障害に有効です。

【アルギニン】非必須アミノ酸の内では一番大切な内分泌系（免疫機能）、循環器系（生理機能）に関与、成長ホルモンの分泌を促進させます。

【グルタミン】非必須アミノ酸。骨格筋の遊離アミノ酸の60％を占め、日本酒でも遊離状態で存在します。免疫能の維持・改善、体力消耗時に抑えられている感染抵抗力を回復させます。

【バリン】必須アミノ酸。筋肉、肝機能を強化します。

【プロリン】コラーゲンの必須成分です。

【リジン】必須アミノ酸。解毒作用があり、筋たんぱく質の分解を抑えます。

【ロイシン】必須アミノ酸。筋肉や肝機能を強化します。

アラニンとグルタミンは、日本酒中にほぼ同量含まれ、アルコール代謝を改善して、肝細肪を保護します（マワタリら　２０００）。

放射線障害を防ぐ

日本酒が放射線障害を抑制し、生存期間を延長させる防護効果のあることが動物実験から明かになりました。純米酒0・6mlを雄マウスに経口投与し、その約30分後にX線7・8グレイを照射し、以後30日間の生存状態が観察されました。その結果、純米酒投与群では生存日数の延長が見られ、生存率は80％と大変高く、エタノール投与群や生理的食塩水投与群に比べ優れた防護効果を示しました。純米酒群と対照の食塩水群の生存率との間には、高い有意性が認められました。

また、純米酒0・2mlを雄マウスに7日間反復経口投与後30分後にX線を7・5グレイ照射し、引き続き同様に7日反復経口投与を行っています。この少量投与においては、純米酒投与群の生存率は普通酒投与群より高くなっています。照射後14日目における生存率は純米酒群が最も高く60％、普通酒群が36・4％と続き、食塩水群は0％（生存なし）でした。日本酒はアルコール飲料の中でもアミノ酸が多く、特にアミノ酸総量では純米酒が普通酒の約2倍高であり、放射線防護効果にアミノ酸の寄与が思考されました。純エタノールにも防疫効果は見られますが、日本酒に比べ低かったのです（滝澤ら、2014）。

日本酒の栄養効果

愛飲家は一般によく食べ、健啖家《けんたんか》と言われます。胃の幽門部前庭には夥《おびただ》しい顆粒状のガストリン細胞（G細胞）が存在し、アルコールの刺激によってガストリンを放出します。ガストリンは血中を回って、胃体の胃底腺に作用して胃液の分泌を促すのです。このガストリンが大量、持続的または反復して放出されると、胃体に対して栄養効果が現れてきます。胃底腺が大きくなり、胃壁が肥厚して胃が丈夫になります。このことを「栄養効果」と言います。

ガストリンは、肉や魚類のスープを飲んでも放出されます。これらのスープにはグリシンが含まれているので、ガストリンを盛んに放出させるにはスープを大いに飲めば良いことになります。しかし、スープを繰り返し飲んでいれば、腹が膨れ、飽きてしまいます。こんな時には、日本酒好きな人なら毎日飲めば良いのです。食前酒（アペリチーフ）として、洋の東西を問わずキュッと一杯やってから食事にとりかかり、その食事の合いの手にもお酒を胃の腑《ふ》に摂り入れていくのは消化の仕組みに適った習慣だと、新潟大学の藤田（１９９１）が語っています。

アルコールを代謝する

日本酒の吸収と排出

日本酒は胃粘膜から約20％、小腸から約80％が直ちに吸収されます。その速度は空腹時に最も速く、また、アルコール度数が高いと吸収されやすいです。体内にとり込まれたアルコールは1～2時間で全身の組織に均等に広がり、大部分が肝臓で酸化（分解）され、最終的には炭酸ガスと水になります。

飲んだアルコール量は体内に吸収され、血中に拡散しますが、体重の3分の2が水分で希釈されるために実際に吸収されるアルコール濃度は、

飲酒量（ml）×アルコール濃度（％）×0・8

で求められます。

ここで吸収されたアルコールの体内代謝をみると、代謝の前半では、アルコール脱水素酵素が働いてアルコールはアセトアルデヒドに変わります。このアセトアルデヒドが悪酔いの原因とされています。後半では生成されたアセトアルデヒドが、アセトアルデヒド脱水素酵素の働きにより酢酸になり、この酢酸は身体の代謝経路（クエン酸回路）に入り、炭酸ガスと水になります。

アルコールの血中濃度は飲んだ量に比例します。成人が日本酒を5合飲んだ時の血中アルコール濃度と生成されたアセトアルデヒド濃度の推移を見ますと、アルコール濃度は1～2時間で最高値に達し、これが2時間程度続いて、その後は直線的に下がり、約12時間には正常に戻

っています。一方、アセトアルデヒドはアルコールより遅れて上昇し、飲酒後の5時間頃に最高となり、以後はアルコールと同様に直線的に下がってきます（図1）。

日本酒とカロリー

日本酒は食品と違って消化を受けずに、そのままの形で胃や小腸からほぼ完全に吸収され、肝臓を経て大静脈へと入っていきます。日本酒は食事から摂るエネルギー源の中ではカロリー価が非常に高いです。エネルギーは体温を保ち、熱や労働をするための活力として消費されます。最近、飽食によるカロリー過多に加え、お酒の飲み過ぎによるカロリー増加が肥満をもたらしています。ここで日本酒とカロリーの関係を見ておきましょう。

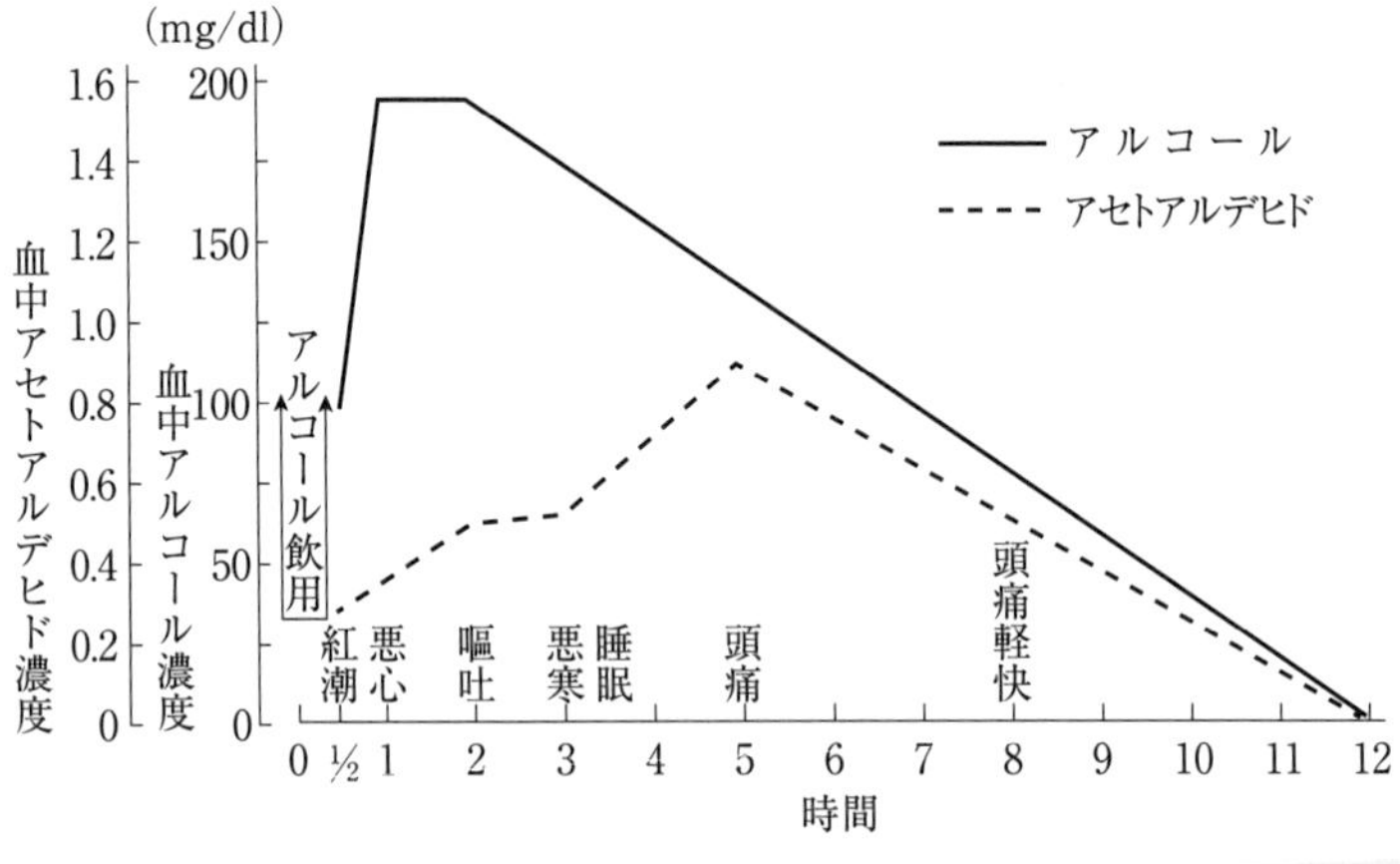

図1　日本酒を飲んだ時の血中アルコール濃度とアセトアルデヒド濃度の時間的推移（赤羽次郎、中西穎央、1970）

飲酒による代謝量の増加は「お酒による熱効果」と呼んでいます。アルコールが完全燃焼すると、そのカロリー価は1g当たり7kcalとなります。これは糖質とたんぱく質の4kcalよりはるかに高く、脂質の9kcalからはやや低いという値です。

酒の栄養素量は、アルコールの生理的利用によるエネルギーを化学的燃焼価の75%として計算すると、ほとんどが主成分のアルコール（エタノール）になります。日本酒1合（180ml）は、アルコールとして約150kcal、これに糖質7gのエネルギー（7g×4kcal＝28kcal）が加算され、総エネルギーは合計で178kcalとなります。これは米飯で軽く2分の1杯のエネルギーに相当します。日本人（成人）が1日に必要とする平均エネルギーは2000kcalとされていますので、これは高カロリー食の部類に入ります。

酒を飲む習慣のある米国人の場合、総エネルギーの10%以上をアルコール飲料から摂っていると考えられています。ところで、蒸留酒のウイスキーや焼酎は、糖質の含有量がほぼゼロであるため、アルコール由来のエネルギー価のみになります。ビールは、糖質の含量が多く、大びん（633ml）中に約20g存在し、総エネルギーはアルコールの158kcalのほかに、この糖質からのエネルギー（20g×4kcal＝80kcal）の合計238・3kcalにもなります。ビールを大量飲み続けると、内臓脂肪がたまり肥満になることが多いですが、その原因はここにあるのです。

お酒の減量効果

日本人の栄養状態は、平均で見る限り理想に近いのですが、個人別には食事による総カロリーが増加し、動物性脂肪分の割合が増える上、運動量が減ったことなどによる肥満傾向が増大します。大量飲酒もその原因の一つに挙げられます。

わが国では現在、成人1人1日当たりの総エネルギーは約2000kcalと推定されています。そこで日本酒を適量飲んだ時、エネルギーの寄与がどの位になるかを試算しますと、1合では総エネルギー量の9％、2合では18％の加算にとどまります。

肥満問題の深刻な米国では、国内規模の2つの健康に関する研究が行われました。これらの調査資料を用いて、アルコール摂取と体重との関連性が解析されたのです。ウイリアムソンら（1987）によると、飲酒と体重の間には、男女差が顕著に認められました。特に女性の場合、適量飲酒に減量効果があることが、2つの研究を通して認められました。飲酒による減量は、1日2杯未満にとどめている女性に見られ、その効果は約2kgとなっています。逆に1日2杯以上では減量効果は失われていました。なお、男性の場合、大量飲酒となりがちなことから酒の効果は認められておりません。

日本酒の美肌効果

老化から肌を守る

日本酒の愛飲家には血色のいい美肌が見られます。酒造りにはげむ杜氏の手肌が色白く、すべすべしていることはよく知られています。こうした小じわやたるみのない張りのある艶やかな肌を若い肌と言います。普通、小じわは24～25歳頃から現れ、30歳にもなれば、ほとんど誰にでも見られるようになります。一度、老化して若さを失った皮膚を元に戻すことはなかなか困難です。

ところが、適量の飲酒が若々しい素肌を維持してくれるのです。皮膚にある汗腺や皮脂腺は、皮膚の表面をなめらかにし、外部の刺激に抗して体の内部を保護し、汗を出して体温を調整します。日本酒中のアミノ酸類は、表皮の温度を高め、毛穴を開く皮膚の保温・保湿があり、発汗を促進します。日本酒を飲んだ時は、ほかの酒を飲んだ時より長時間、体温が2度ほど高い状態が続いて、皮膚の表面の血液循環を良くしてくれます。保温成分の約40%がアミノ酸で、この成分は本来、成人の皮膚に入っているものです。しかし、加齢や日焼けなどの外来因子によって、その量が減少します。酒を飲むことで、皮膚の美容効果が得られます。

肌の老化を早める原因の約80％は、紫外線による「光老化」だと言われます。日本人は紫外線を「日焼け」と捉えて、真っ先に美肌ケアを考えますが、欧米の白人は肌の色が白く、メラニンのバリア機能が弱いので、多くの人々はシワを心配します。

肌のシミ、そばかす、日焼け肌などの原因にメラニン色素が挙げられます。メラニン色素はチロシナーゼ酵素によって生成され、このチロシナーゼが皮膚の細胞内のアミノ酸（L‐チロシン）に働きかけてドーパクロムを生成します。このドーパクロムがシミや日焼け肌の元凶とされるメラニン色素の前物質なのです。日本酒に含まれるアルブチン、麹酸、遊離リノール酸などは、チロシナーゼ酵素の働きを阻害し、メラニン色素の生成を抑えます。

ドイツのウルム大学コチャネク（２００３）は「皮膚の老化は単なる美容上の問題ではなく、体全体に悪影響を及ぼし、免疫系や体温調節にとって重要な機能喪失という深刻な問題を引き起こす恐れがある」と述べています。皮膚は加齢に伴って薄くなり、しわや疎らな色素沈着が起こります。皮下脂肪の産生能が低下し、乾燥した皮膚には小じわができるだけでなく、強い痒《かゆ》みを生ずることも多く「老人性掻痒《そうよう》」と言います。

高齢者に推奨できる主な皮膚の保護は、紫外線による外因性の老化を防ぐほか、低脂肪で緑黄野菜の多い食事や日本酒の適量摂取と言うヘルシーなライフスタイルを通じて、有害な活性酸素をできるだけ低減させることが重要です。

なお、老人性乾皮症は、加齢に伴うアミノ酸の減少によって起きますが、皮膚角層の保湿成分を取り戻すための治療として、アルギニンやグルタミン酸などが外用薬として用いられています。

酒風呂の効用

酒風呂では、一般の入浴で見られる皮膚に付着する塵埃・不潔物の清掃作用、温熱、水圧、浮力など物理的作用のほかに、お湯に入れた日本酒中の栄養成分による特殊的作用が付加されます。元来、身体の温熱効果は、体内の代謝（運動や食物の摂取）反応による熱産生と、物理的作用（気温、ストレスなど）による熱放散によって行われます。

まず入浴すると、代謝は抑制され、熱産生が低下し、同時に発汗などによる熱放散が増加して体が温まります。日本人の入浴温度は一般に41～43度と言われており、入浴を続けると、血管は拡張し血圧が低下します。

皮膚にある汗腺や皮脂腺は、皮膚の表面を滑らかにして外部の刺激に対抗し、体の内部を保護し、汗を分泌して体温を調整します。

酒風呂の特徴は、日本酒という因子の条件産熱があることです。日本酒に含まれる微量物質が体表面（皮膚）から体に染み込むため皮下組織にも栄養効果が現れます。またアルコールは皮膚の血管を刺激し、血管運動中枢に抑制的に働き、抹消血管を広げて体熱を促進させます。酒風呂が一般の温浴より体が〝ぽかぽかする〟のはこのことによります。

月桂冠総合研究所の今安・川戸ら（２０００）は、お湯２００ℓに対して日本酒１ℓを入れ、湯温を42度に設定した酒風呂による保温・保湿効果を調査しました。被験者10人には5分間入浴してもらい、入浴後の皮膚温度を経時的に計測した結果、酒風呂につかることにより０・５～1度高い皮膚温度が保持されました。また、皮膚角質層水分装置を用いて水分量を測定した結果は、新湯の皮膚表面水分を１００％とすると、日本酒入浴剤では5分後約２１０％、10分

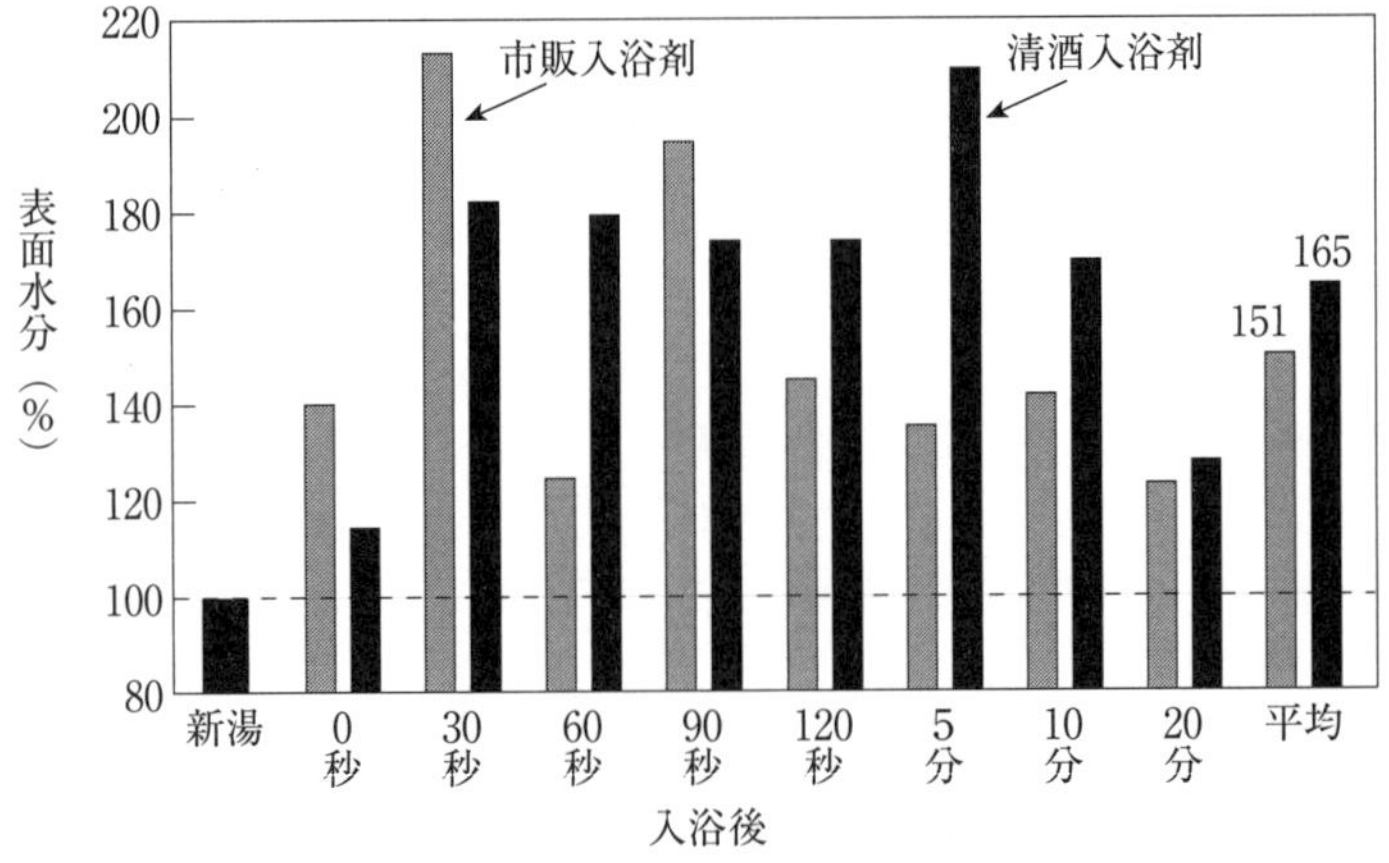

図２　日本酒(清酒)入浴剤および市販入浴剤の保湿効果
(今安聡・川戸章嗣)

後170％、20分後130％を示し、20分間の平均皮膚表面水分が165％となっており、新湯に比べ有意の保温効果が確認されました（図2）。

酒風呂の作り方は簡単で、37度前後のぬるま湯にコップ2～3杯分を入れてかき混ぜるだけです。ゆっくりつかっていると、5分もすれば体がぽかぽかしてきます。

酒風呂ではアルコール自体が皮膚血管を刺激し、血管の拡張作用も強く、血液が皮膚に集まってくるので脳の血流量が減少し、脳貧血が起こりやすくなります。また、熱湯《あつゆ》好きの高温浴（約45度）の場合、入浴直後、まず皮膚に反射的に鳥肌が立ち、ついで皮膚血管が収縮して、さらにこれに水圧がかかり、血液の循環に抵抗が増すために、当初は血圧が上がります。しかし、そのまま入浴を続けていると、次第に血管が広がってきて血圧は低下します。

酒粕でダイエット

私たちが食物を摂っても、たんぱく質、脂質、多糖類などはそのままでは吸収されません。それぞれアミノ酸、脂肪酸、単糖類などの低分子物質に分解されて初めて吸収、利用されます。こうして摂取した食物は消化管で機械的・化学的に消化し、腸粘膜から吸収して血液、リンパ液にとり込んでいきます。

糖類の消化は、まず糖質が水に溶けてでん粉となり、これが唾液アミラーゼ（プチアリン）と膵液アミラーゼ（アミロプシン）によって麦芽糖に分解され、これが膵液と腸液のマルターゼによってブドウ糖に分解されます。ショ糖（砂糖）は腸液中の酵素のサッカラーゼによってブドウ糖と果糖になります。分解されてできる単糖類は腸管から吸収され、門脈を経て肝臓に入り、グリコーゲンに合成されて、肝臓と筋肉に貯えられます。また一部は血糖として各組織に運ばれ、酸化分解してエネルギーを供給するのです。その余剰分は脂肪に変えられ皮下などに貯えられます。

ここで大切なことは、グリコーゲンの貯蔵には限度があるのに対して、脂肪の蓄積には限度がありません。肥満は生活習慣病の重要な原因であり、特に内臓脂肪に高いリスクを認めます。一般に通常体重が標準体重より20％以上多いことを過体重と言い、30％超えると肥満症と言っています。肥満の原因は過食と運動不足によるものが多く、その人の必要とするエネルギーより多い食物を長期にわたって摂り続けた結果、余剰分が脂肪となって皮下に貯えられた状態をさします。肥満や過体重の人たちは、心臓病、高血圧、高脂血症、糖尿病、痛風、睡眠時無呼吸症候群、関節炎などになりやすいのです。ダイエットとして脂肪、特に飽和脂肪酸、砂糖、塩、酒を摂りすぎない限り、普段通りの食事を楽しんで良いのです。

ダイエットの秘訣は、摂取エネルギーよりも、より多くのエネルギーを消費することです。つまり、食べる量を減らして、よく体を動かすことです。最も効果的なダイエットは低脂肪・高糖質の食事メニューとされており、その点、日本酒や酒粕中の成分がそれに合致します。最近、酒粕ダイエットがはやっていますが、その理由はここにあるようです。米国の全国規模で行われた「健康と栄養に関する研究」で毎日1～2杯飲酒している女性に減量効果が認められたのはこのことを裏づけています。

酒粕パックできれいになる

酒粕の利用法はダイエットだけではありません。酒粕パックが、女性の間で流行しています。パックをしたあとは一様に肌がつるつるし、潤いを感じます。それは「保湿」が高められたからです。

みずみずしい肌の決め手は保湿力にあります。コラーゲンが十分にいきわたっていて、水分と油分のバランスが良く保たれていれば、肌は潤いを維持できます。ところが紫外線やストレス、加齢などが原因で肌の代謝は抑えられ、保湿作用が低下します。その結果、皮膚はかさかさに、しわやシミなどができやすくなります。

若々しい肌を保つには保湿作用を高めることです。皮膚の保湿は、角質層に含まれるアミノ酸や有機酸、グリセロールなどが寄与し、中でも保水能力が最も高いのがプロリンです。このプロリンは日本酒や酒粕に含まれており、酒粕パックをすることで、皮膚の内側にプロリンが蓄えられ肌の保湿力が高まるというわけです。

酒粕パックの作り方

15cm四方くらいの板粕であれば3枚くらいをすり鉢に入れ、粒々がなくなるまでゆっくりすります。板粕とは、板状に形づくられた酒粕のことで、家庭用としてスーパーマーケットなどに出回っているのはこのタイプです。なめらかになったら酒粕の量の10分の1程度の水を加え、再びすります。小麦粉を少々加え、さらにすって仕上げます。人によっては日本酒を加えることもあるようです。酒粕にはアルコールが残っているので、普通は板粕の表面を軽く火であぶり、アルコールを飛ばしてから使います。

こうしてすりあがった酒粕を顔全体に塗り、10～15分パックしたら水で洗い流します。なお皮膚が弱くて心配な場合は、先に少量をパッチテストすることから始めます。

保存する時は密封できるびんに詰めてから冷蔵庫に入れます。取り出す時はスプーンを使い、また1週間くらいで使い切るようにします。

ストレスを解消する

現代はストレスの時代とも言えます。誰もがストレスを少なからず抱えて生活しています。神経症やうつ状態などの精神障害に、ストレスが大きく関与していることは以前から知られていました。それに加え、近年では胃・十二指腸潰瘍、脂質異常症、虚血性心疾患などがストレスの原因となることが確認されています。また、倦怠感や脱力感などが断続的に続く慢性疲労症候群も、ストレスによって生じた神経、内分泌、免疫系の変調による症状であることが明らかになっています。

ストレスはいろいろな病気の引き金となるので、普段から意識して取り除かなければなりません。それに有効なのが日本酒です。適量の飲酒はストレス解消に役立ちます。

ストレスを感じた時、あるいはストレスがたまっている時、人は往々にしていらいらした気分になります。脳の中には、脳を興奮させる神経伝達物質のドーパミンと、反対に興奮を鎮める神経伝達物質のセロトニンが存在していて、普段は両者が均衡を保っています。ところがストレスによってセロトニンが不足しドーパミンが多くなると、興奮が鎮められず、いらいらした気分となって表に現れます。

このようないらいらした時にセロトニンを補うことは有益で、この点、セロトニンの前駆物質であるトリプトファンが豊富な日本酒を飲むことにより、脳内のトリプファンの働きが高められます。つまり、ストレスを受けても、豊富なトリプトファンの働きによって脳の興奮が鎮められ、いらいらした気分にならずにすみます。また、普段から日本酒を飲んでいれば、トリプトファンが蓄えられているので、たとえストレスに襲われても、それに十分対抗できるだけの体でいられます。

適度の飲酒は、精神的緊張をときほぐし、ストレスを緩和し、あるいは免疫機能を高めてくれます。その仕組みは、脳幹の網様体にアルコール感覚刺激が達し、ついで2次的に大脳の「新しい脳」の働きを抑えつけ、「古い脳」のほうは開放され、いきいきとなります。つまり、ほろ酔いになるのは「新しい脳」の抑制がとれることです。

ストレスで気が滅入っている人が日本酒を飲むと、感情が高まり、陽気で多弁となります。私たちが、一杯、また一杯の酒で「古い脳」に襲いかかる心理的な抑圧を除き、元気を取り戻すことは、まことに素晴らしいことです。徳育に厳しさを求める「新しい脳」が休んでいる間に、適量の飲酒で「古い脳」の洗濯をすることこそ、賢明なストレス解消法とも言えるのです。

不眠症に有効

花の人生と言っても、生活の4分の1、1日で言えば6時間ほどは人は寝て暮らしています。睡眠中はさまざまな夢を見ますが、「夢を伴う眠り」は全睡眠の約20％、1時間半から2時間ほどになります。

不眠症に悩む人を多く見かけます。一般人を対象とした全国疫学調査（内山ら、2000）によると、何らかの不眠を訴える人は全体の21・4％に達し、その内訳は入眠障害が8・3％、中途覚醒障害が15・0％、早期覚醒が8・0％となっていました。高齢者になると、夜中や早朝の目覚めが多くなります。

そういう時に日本酒が効果をもたらします。アルコール飲料を寝る前に少量から中等量飲むと、寝つくまでの時間が短縮され、しかも深いノンレム睡眠が増加します。特に夢を見る浅いレム睡眠が眠りの前半で減少し、後半でレム睡眠が増加する理想的な眠りのパターンとなります。ただし、多量に飲んだ時では全体的にレム睡眠が減り、夜間の中途における覚醒が増して睡眠不足となります（菱川・飯島、1991）。

では、日本酒がなぜ眠気を誘うのでしょうか。ロンドン大学のギブソンら（2012）による興味深い研究をまず紹介しておきましょう。たんぱく質を少なく、糖質を多くして調理した食事をする人たちでは睡眠中の目覚めの割合が低く、それとは対象的な高たんぱく質・低糖質で調理した食事の人たちは、覚醒度が上昇し、寝つきが難しくなっていました。ところが日本酒の成分は、たんぱく質が約0・25％に対し、糖質（炭水化物）は2・2％と、理想的な低たんぱく質・高糖質の機能食品と言えます。適量の飲酒は、安眠を促進させてくれます。

そのほか、職場や家庭内の人間関係に起因する情動ストレスは、心身の疲労から脳は興奮し、不眠に陥ります。

日本酒を飲むと、脳の快感領域が刺激され、脳内麻酔薬ともいわれるエンドルフィンホルモンが分泌され、興奮した脳を鎮めます。気分は穏やかとなって、眠気を誘うのです。

世界共通の10ヶ国における「睡眠に関するアンケート」の調査結果をみると、睡眠障害を自覚した22・4％のうち、「不眠解消の対策」を聞いた結果、酒を飲むという人が日本人では、30・0％と最も多く、次いでドイツが21・4％、中国12・7％、スペイン11・7％、ブラジル10・5％でした。

わが国での別の調査では、不眠に対して成人の6・3％が、酒または薬を用いていると答えています。このうち、男性は酒を、女性は睡眠薬の服用が多いのですが、最近は女性でも寝つきに酒を飲む傾向が出ています。

確かに適量の酒は寝つきを良くしますが、不眠症の治療として有効となる状況はかなり限られるのです。頑固な不眠のため1週間、2週間と飲み続けていくと、睡眠への効果は次第に弱まってしまいます。酒で効いた寝つきまでの時間短縮や深い熟睡のノンレム睡眠の量などは元に戻ってしまいます。つまり、長期の飲酒で耐性ができ、寝つかれないため飲酒量が一層増加してしまいます。

頑固な持続性の不眠症では、その原因及び背景となる疾患を明らかにし、医師の治療を受けることが大切です。

冷え症・肩こりに効く

冷え性、肩こりは血行不良が主な原因とされます。血液は体の中に発生した熱を隅々まで行き渡らせる役割を担っているのですが、それがどこかで滞ることで血行不良となり、その結果、このような症状となって現れます。

このうち冷え性は女性によく見られるものです。血液を送り出すポンプ役の心臓と、血液を押し出す役の筋肉の力が男性ほど強くないため、どうしても女性に起こりがちです。また、女性はお腹の中に子宮や卵巣といった女性特有の臓器を持つため、血液が内臓のほうに余計にとられる結果、手足の先が冷えるなど、冷え性が起きやすくなります。ほかにも、皮下脂肪が発達していて皮膚温が男性より低い傾向にあることや、鉄分の欠乏による、いわゆる貧血になりやすいことも女性に冷え症が多い原因とされます。

さらに、自律神経失調症も問題です。むしろこれが冷え性の最大の要因と言う専門家さえいます。自律神経は体を温かくするために血液をスムーズに運搬しようと働きます。ところがストレスなどによって自律神経が乱れるとそれがうまくいかず、必要な血液を必要な部分に十分送れなくなって体温調節機能が麻痺し、冷え性を引き起こします。

一方、肩こりは次のようにして起きます。血液は体内の各機関に必要な物質を届ける役目も担っているのですが、血行不良になるとこの働きが妨げられ、毛細血管がいつまでも縮まった状態になり、それが肩こりへとつながります。肌トラブルも同様で、毛細血管から肌の潤いを保つのに必要な成分が届かなくなるために角質層がめくれてかさかさの状態になったりします。

冷え症や肩こりは病院に行くほどの症状ではないため、我慢するだけで放っておく人が多いようですが、最悪の場合、腎不全や免疫力低下に至ることもあるので、意識して改善することが必要です。それには薄着や冷房などに注意して体を冷やさないことや、ストレスをかかえこまないようにすることが大切です。また、日本酒を適量飲むことも効果があります。

実際、日本酒を飲んでいる間は、他の酒を飲んでいる時より長時間にわたって体温が2度ほど高い状態が続きます。それだけ血液の循環が良くなっています。冷え症や肩こりは血行不良が最大の原因ですから、血液の流れが良くなることで冷え症や肩こりが徐々に改善されていきます。

また、日本酒に含まれるアミノ酸は脳内の視床下部に作用し、自律神経の変調を正す働きがあります。ストレスによるこれらの症状も日本酒を適量飲むことで和らぎます。

コラム

和食が世界無形文化遺産に

現在の和食ブームの火つけ役といえば、やはり2013年におけるユネスコ（国際教育科学文化機関）の世界無形文化遺産への登録が挙げられるでしょう。

それまでの和食はフランス料理やイタリア料理、中国料理ほどは世界的に知られていなかったのですが、ユネスコの世界無形文化遺産への登録によって認知度があがり、俄然、注目されるようになりました。

日本政府が登録を提案したのは2012年の3月です。その理由として、和食を「『自然の尊重』という日本人の精神をあらわした、食に関する社会的習慣」とし、特徴として「新鮮で多様な食材と持ち味を尊重」「年中行事と密接に関連」するなどとしています。ユネスコ政府間委員会の補助機関は日本政府の提案を審査し、和食が「文化の多様性を反映し、人類の創造性を証明している」という基準にかなうと判断、結果、翌年の12月にアゼルバイジャンのバクーで開かれた政府間委員会において、無形文化遺産への新規登録が決定しました。

和食は日本の最も重要な食文化の一つです。料理を中心に、食材、器、調味料などすべてが含まれ、日本酒もまた、重要な脇役として存在します。

数ある酒類の中でも、和食に最も合うのが日本酒であることは、誰もが認めるところです。日本酒は昔から和食と共に受け継がれて発展し、和食とは切っても切れない密接な関係にあります。

和食の世界無形文化遺産の登録を機に、日本酒への注目も高まりを見せています。

第二章

日本酒で
健康になる

酒は百薬の長

近年、「酒は百薬の長」に医学的な裏づけを与える研究成果が矢継ぎ早に報告されるようになりました。１９４７年に冠動脈性心疾患の予防効果が、米国のクラッキらによって発表されて以来、適量飲酒が心筋梗塞などの心疾患の発症リスクを低下させることは公知の事実となりました。

全米の第1回健康栄養調査（１９７１〜７４）に引き続く第2回追跡調査では、中等量の飲酒は生存期間を3％延ばし、また、男性の冠動脈性心疾患の死亡率を4％も低下させ、酒の効果が確認されました（コートら、１９９３）。

飲酒のヘルシー効果をあまねく教示したのは、英国のマーモットら（１９８１）による『飲酒量と死亡率のU字型曲線』です。10年間という長期の追跡調査によると、少量から中等量飲む人たちの総死亡率（全部の死亡）および心血管系死亡率は、非飲酒者や大量飲酒者より低かったのです。非飲酒者では心疾患による死亡率が高く、一方、大量飲酒者では心臓病以外の死亡率が高いことが分かりました（図3）。この結果は喫煙、血圧、血清コレステロール濃度、職業などで補正してもまったく変わりなく、飲酒量に依存するものでした。英国のカレンら

（1982）はロンドン在住公務員の調査で、飲酒者が非飲酒者より心疾患死亡率が低いことを確認しました。ソントンら（1983）も同様の結果を報告しています。

この適量飲酒によるヘルシー効果は、フランスのボルドー大学のルノーとローゲリルら（1992）により一段と明確になりました。ルノーらが提示した『飲酒量と各種疾病死亡率のJ字型曲線』をみると、赤ワインを中等量飲む人では非飲酒者や大量飲酒者と比べて心臓病、がん、それに全死亡の相対リスクが低くなっています（図4）。

この調査はフランス東部に住む中年男性3万4000人のうち、1日に2～3杯のワインを飲んでいた人の死亡率が、心臓病では35％、がんでは18～24％、全体の死亡で見ると30％も

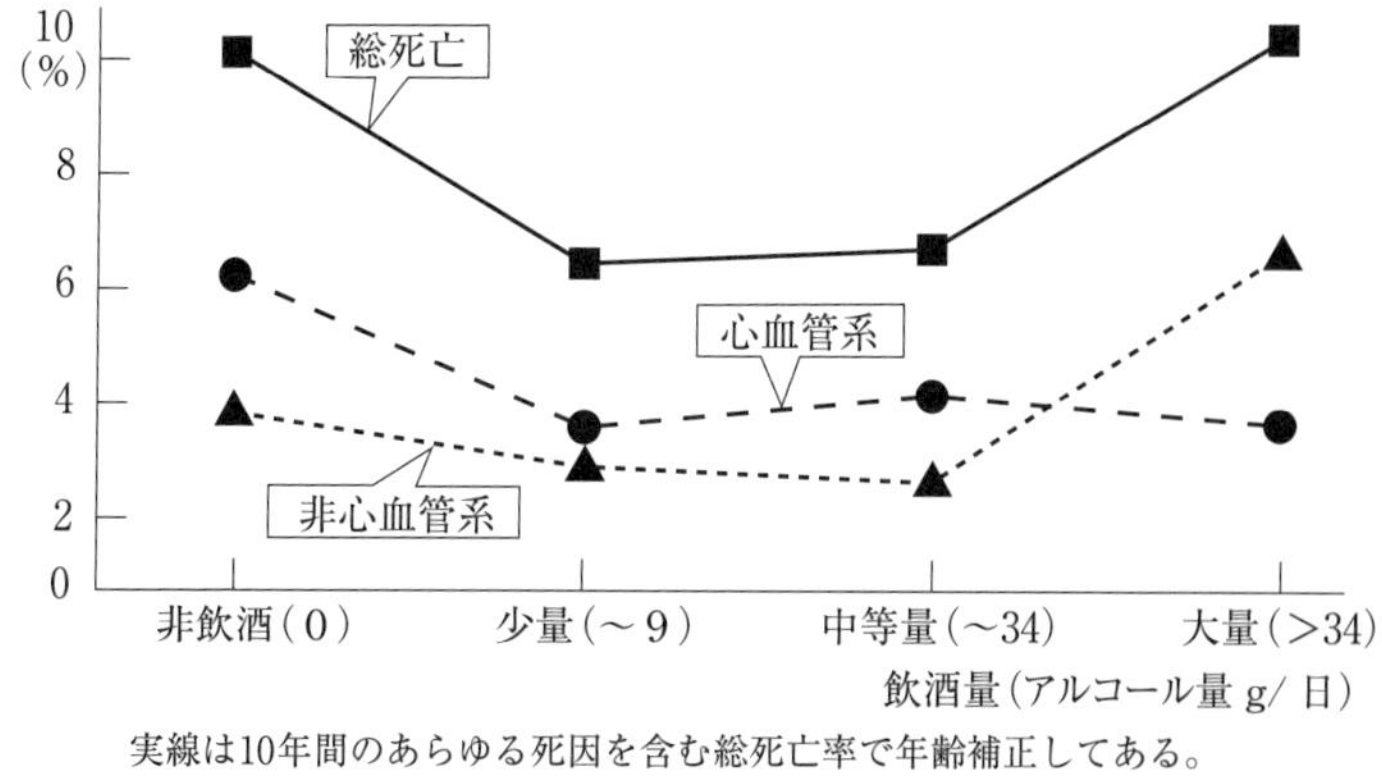

実線は10年間のあらゆる死因を含む総死亡率で年齢補正してある。
非飲酒者には禁酒者が含まれている。

図3　飲酒量と心血管系疾患および全死亡とのU字型曲線関係
(Marmot, M.G., 1981)

低くなっていました。フランス人はワインをよく飲み、高脂肪食品、特に動物性脂肪を多量に摂取する国民と言われます。コレステロールが高く、高血圧、糖尿病、心疾患のリスク因子を数多く持っているにもかかわらず、実際のところ心臓病やがん、全死亡の相対リスクが他国に比べてむしろ低いことが分かりました。

この一見矛盾した知見は『フランスのパラドックス（フランス人の逆説）』と言われ、世界の関心を集めました。この矛盾する逆説は赤ワインに含まれるポリフェノールの抗酸化作用の卓効で説明できたのです。

日本では1998年の秋、神戸市で開かれたWHOフォーラムに出席したルノー（訪日時、国立健康医学研究所所長）は、「地中海食と一緒に赤ワインを適量飲むのがヘルシーだ」と述

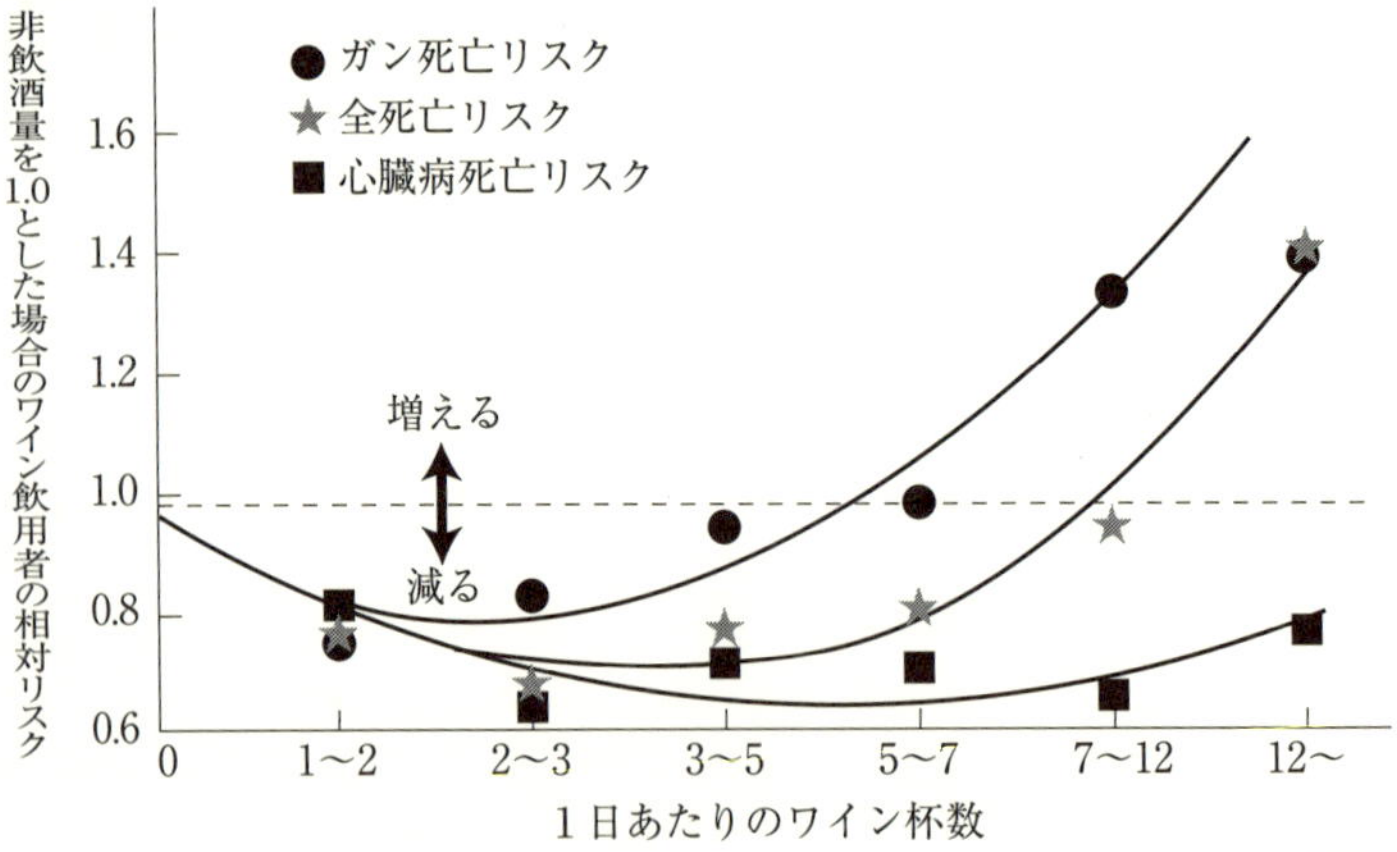

図4　ワイン飲量と心臓病、がんおよび全死亡とのＪ字型曲線関係
(Lenoud, S.G. と Lorgeril, M., 1992)

べるとともに、「ワインの適量はアルツハイマー病を防ぎ、老化を遅らせる」と講演し、わが国でも一大ブームとなりました。

マーモットとルノー両氏による飲酒のU・J字型曲線の効果は、引き続く欧米の大規模な疫学研究により次々と確認されました、適量飲酒がコレステロールの酸化変性を防ぎ、血小板の凝集を抑えて血栓を低下させ、冠動脈疾患の発生を防止することなどが明らかになりました。

がん予防に効果あり

日本人の飲酒者にがん死亡率の低いことが大規模な2大疫学研究で明らかになりました。

その一つは、厚生労働省の国立がんセンター・がん研究所（疫学部長 平山 雄）による16年間のコホート研究（前向きの追跡調査）です。全国から選んだ40歳以上の健康成人26万5118人を対象として、1966年から82年にかけて食生活、嗜好、がん罹患状況などを綿密に調査したものです。

その結果、日常食が非節制型の「毎日喫煙・飲酒・肉食をとり、かつ緑黄色野菜を食べない人たち」は、肺・肝・胃・腸の各がん、および全がんの死亡リスクが最も高く、反対の規制型の「毎日喫煙・飲酒・肉食をとらず、かつ緑黄色野菜を毎日食べる」人たちは、がん発生リスクが非常に低くなっていました。この規制型に毎日飲酒を加えた人たちは、規制型のリスクとほとんど変わっていません。このことは、毎日の飲酒が喫煙や肉食とは違って、がん予防に有益に作用していることを示しています。

この集団のうち、飲酒量の比較的多い40～54歳の男性に限って見ると、肺がん、肝がん、胃がん、腸がんや全がんなどの死亡リスクは、酒を毎日飲む人は、飲まない人に比べて明らかに低く、特に胃がんでは40％も低下していました（平山、１９９４）。

その後、厚生労働省研究班（代表津金昌一郎部長）がまとめた約2万人を対象としたがん疫学調査の結果をみると、２日に１合の飲酒者では非飲酒者に比べてがん死亡リスクは半減しているのですが、毎日４合ずつ飲む人はがん死亡リスクが１・５倍も高くなっています。

もう一つの文部科学省による特定研究「発がん要因の評価に関する研究」（代表青木国雄教授）は、全国45地域の一般住民登録者約１２万６０００人（40～79歳）を10年間（１９９２～２００２）追跡した大規模な最新の疫学的調査です。その結果を見ると、週に２～４回飲酒する群は全がん、食道がん、直腸がん、肝がん、肺がん、前立腺がんなどの死亡リスクが非飲酒者群（リスクを１とする）と比べて１以下となる低リスクでした。「毎日飲酒する」では肝がんや前立腺がんの死亡リスクが低く、禁酒者や大量飲酒者より明らかに低くなっています。

飲酒の発がんに及ぼす疫学的研究については、国の内外で広範に展開され、数多くの有益効果を示す知見が報告されています。それらの成果をここでは臓器別に取り上げてみることにします。

肝硬変・肝がん

日本の肝硬変死亡率は世界では低率国に属し、その主要原因は肝炎ウイルス、特にC型とされ、アルコールに起因する肝硬変は10％程度と僅少であり、欧米の約80％とは対称的な違いがあります。

酒をよく飲む人は肝硬変に罹りやすいと思っている人が多いのですが、実際は違います。アルコール性肝硬変の一つの特徴は、脂肪性であるとともに、肝臓が肥大化することです。日本の多くの肝炎性肝硬変は萎縮性であるのに対して、飲酒に起因する肝硬変は肥大性であります。

都道府県別肝硬変の死亡率を見ると、男女とも西日本で高く、東日本で低い地域差が戦後一貫して見られます。このような地域差は肝がんでも同様に認められます。この「西高東低」の地域差を解明するなかで明らかになったことは、日本酒の消費量が多い地域で死亡率が低く、焼酎の消費量の多い地区では死亡率が高いことです。

日本では肝硬変による死亡率が世界的に見て低率国に属していることから、醸造酒の日本酒を飲む習慣と、肝硬変罹患率との間になんらかの関連があると思われます。日本酒には120

種類の栄養素が含まれ、特に各種の生理機能の活性をもつアミノ酸が豊富であることは前述の通りです。

都道府県別の肝硬変死亡率と酒類別の消費量との関係を見ますと、日本酒では有意な負の相関（反比例関係）、つまり、飲酒量が増えるにつれて肝硬変死亡が低下しています。これに対し、焼酎やウイスキーでは正の相関（比例関係）、つまり、飲酒量の増大につれて肝硬変死亡が増加しています（滝澤ら、１９８４）。

このような知見については、すでに重松と松下（１９６２）が報告しており、日本酒をよく飲む地域の人には肝硬変死亡が低いことが分かります。

肝硬変症の成因は、欧米では飲酒によるものが60〜80％で、ウイルス肝炎は10％以下ですが、日本では飲酒による肝硬変症の頻度は20〜30％と非常に少ないのです。逆にウイルス肝炎が原因のものは60％と高くなっています。大田（１９９１）の調査ではＢ型肝炎が20％、Ｃ型肝炎が50％と報告していますが、鈴木（１９９３）によると、飲酒が原因の肝硬変症は明らかに減少して、発現率は約10％と推定しています。

肺がん

赤ワインの飲酒により喫煙男性の肺がんリスクが低下することが米国のチャオら（２００８）

により報告されています。「カリフォルニア男子健康研究」は2000～03年に登録した約8万4000人（45～69歳）を対象として2006年まで追跡し、その期間に210例の肺がんが見つかりました。慢性閉塞性肺疾患や喫煙歴などの交絡因子を補正して解析した結果、1日1杯の赤ワインを摂取していた喫煙者の肺がんリスクは60％低いことが分かりました。飲酒が月に1杯増加するとリスク低下は25％にとどまりました。こうした効果はヘビースモーカーではみられず、4％低下となっていました。

愛知県がんセンター研究所の嶽崎ら（1999）は、飲酒と肺がんリスクの関係を詳細に検討し、「少量の飲酒習慣は、喫煙者における肺がんリスクを低下させることが示唆された」と報告しています。この研究は大規模の症例・対照研究で、被験者は1988～97年に愛知県がんセンター病院で初診を受けた40～79歳の喫煙・飲酒習慣の情報が明らかな男性患者です。肺がん患者905例と全がん患者4399例を症例とし、非がん患者のうち全がん患者と性・年齢を一致させ、1対2の割合で無作為に選び出した7908人を対照としました。

ここで、非喫煙・非飲酒のリスクを1として分析した結果は、飲酒者のすべてが1以下を示し、特に1合未満の飲酒者群で低下が認められました。また、肺がんリスクは喫煙者では1・5合未満の飲酒者群で最も少なく、最も高かったのは多量喫煙者で酒を飲まない人たちでした。

ストレス回避の喫煙を飲酒が修飾していることが明らかになりました。しかし、喫煙習慣は肺がんの明らかなリスク因子であり、病気の予防や健康づくりのために禁煙は不可欠の要素となっています。

乳がん

飲酒と乳がん発生との関連については、数多くの疫学調査が行われていますが、その報告には一貫性がありません。1983年の「がんとステロイドホルモンに関する研究」では、飲酒による乳がんの発現は否定されていました。しかし、1984年以降の研究では飲酒と乳がんの関連性が肯定されました。

米国の「健康と栄養に関する研究」によると25〜74歳の女性を対象に10年間追跡した結果、飲酒者全体の乳がんリスクは非飲酒者と比べて1・5倍の高値を示しました（シャツキンら1987）。一方、「がんとステロイドに関する研究」における調査対象を増やし、より大規模な集団として追跡調査した結果では、飲酒による乳がんの発生増加がなく、両者の関連性は認められませんでした。この再調査では、酒の種類、喫煙の有無などを補正、綿密な解析が行われています。

最近、ワインを2〜3杯、日本酒で2合以上飲む女性では乳がんの発生リスクが高まっているとの研究報告が見られます。カリフォルニア大学のロングネッカー（1995）は、生涯にわたって1日1杯以上のアルコールを飲む女性は、飲まない女性より乳がんリスクが高いと報告しています。しかし、適量の飲酒によって減少する心臓病の発生リスクが低減するほうが、乳がんリスクの上昇よりも重要だと指摘する専門家がいます。

ボストンのダナ・ファーバーがん研究所のファクス（1995）は、毎日1～2杯のワインを飲んでいる女性は、飲み続けるほうが良いと言っています。「酒は心臓病のリスクを確かに低下させる。女性全体にとっては、乳がんを恐れて適量なアルコール摂取を止めるほどのことはないと思う。アルコールを飲んだほうが長生きできるのだから」と述べています。

ポルトガルのポルト大学のシルバら（2004）も、酒に含まれるフェノール化合物が乳がんに対し保護作用を発揮するという新しい研究結果を米国生理学会で報告し、ファクス氏の成績を支持しています。ビールとワインにかなりの量で含まれている3種のフェノール化合物、エピガロカテキン、キサントフモール、レスベラトロールが培養乳がん細胞の増殖を顕著に阻害することを明らかにしました。

米国ワシントン大学のリー（2004）は、毎日2杯以上の飲酒者では、ホルモン依存性の小葉がんのリスクが3倍以上であったと報告しています。

英国オックスフォード大学のアレンら（2009）は、1996～2001年に英国の乳がんスクリーニング・クリニックで検査を受けた女性12万8296人（45～75歳）の記録を調査し、平均7年間の追跡期間中に6万8775人ががんと診断され、そのうち、1日1杯（アルコール10g相当）の飲酒が1000件当り年間11例の乳がんを発生させていたことを明らかにしています。また、飲酒が1杯以上で乳がんの発症リスクは高まっています。

直腸がん・大腸がん

コペンハーゲン病院予防医学研究所・デンマーク疫学センターのペダーセンら（2003）は、成人2万9132人を対象に平均14・7年に及ぶ追跡調査の結果、ビールまたはスピリッツの大量摂取者の直腸がんリスクは、定期的に飲酒を繰り返すと高まり、非飲酒者の3・5倍であったと報告しています。これに対して、アルコール摂取量は同じでも、その30％以上をワインから摂る人は、非飲酒者の1・8倍にとどまっていました。日本の文部省がん特別研究では飲酒者の直腸がんリスクは非飲酒者と比べ胆のうがん、肝がんに次いで低くなっています（大野良之、1995）。日本酒やワインなどの醸造酒には腸細胞を保護する生理活性物質があるためではないかと推測されます。

大腸がんへの影響を見ると、ビールの大量飲酒者は非飲酒者と比べて3・5倍発症リスクが高く、飲酒量の内容がワイン30％以上であると、リスクは非飲酒者の1・8倍にとどまっています。なお、飲酒と直腸がんとの間には関連が見られていません（ピィダーセン、2003）。

腎がん・前立腺がん

適量飲酒により腎がんのリスクが低下し、予防効果のあることが米国の研究者によって明らかになりました。腎がんの発症リスクを見ると、1日1杯の飲酒者と非飲酒者と比べて28％低くなっています。その効果に男女差はなく、酒類による違いもありません（リーら　2007）。

中等量の飲酒が前立腺がんの発症リスクを減少させ、その効果は悪性度の高いがんほど大きいことが報告されています。ワシントン大学のスタンフォードら（2005）は、1日1杯の赤ワインを摂取することで前立腺がんを半減できるが、ビールやアルコール度数の高い酒では効果に変化はないが、白ワインでは一貫したリスク減少の効果は認められていません。

がん細胞の増殖を抑制

日本酒には120種類以上の微量物質が含まれることから、滝澤ら（1994）は日本酒の濃縮成分と抽出成分の生物活性（有益効果）を検討し、日本酒がヒトのがん細胞増殖を抑制することを明らかにしました。この試験では日本酒（純米酒）100mlを2・5mlに減圧濃縮し、この試料を5段階の濃度に調製します。これらの試料に膀胱がん、前立腺がん、子宮がん細胞を加えて24時間培養し、がん細胞の変化を観察した結果、64倍に薄めた日本酒試料では、がん細胞を90％以上、128倍の希釈試料ではがん細胞の約50％が死滅あるいは壊死していました。

膀胱がん、前立腺がん、子宮がんのいずれも、日本酒の濃度が高いほどがん細胞の抑制効果は強く、三増酒（清酒に人工アルコールを添加）では、細胞の変性効果は3分の1程度の減弱でした。投与した酒量と発がんの抑制効果との間には、いわゆる量反応関係が認められました。

膀胱がん（移行上皮がん由来細胞）のがん細胞変性効果では、日本酒成分には驚くような生理活性の存在が明らかとなりました（図5）。このヒトがん細胞の増殖抑制効果は日本酒のみに認められ、ウイスキー（スコットランド産）、ブランデー（ボルドー産）では見られませんでした。

ところで、純米酒のどの成分ががん増殖の抑制に効いているのでしょうか。日本酒は主に麹菌によるでん粉の糖化と酵母による糖からのア

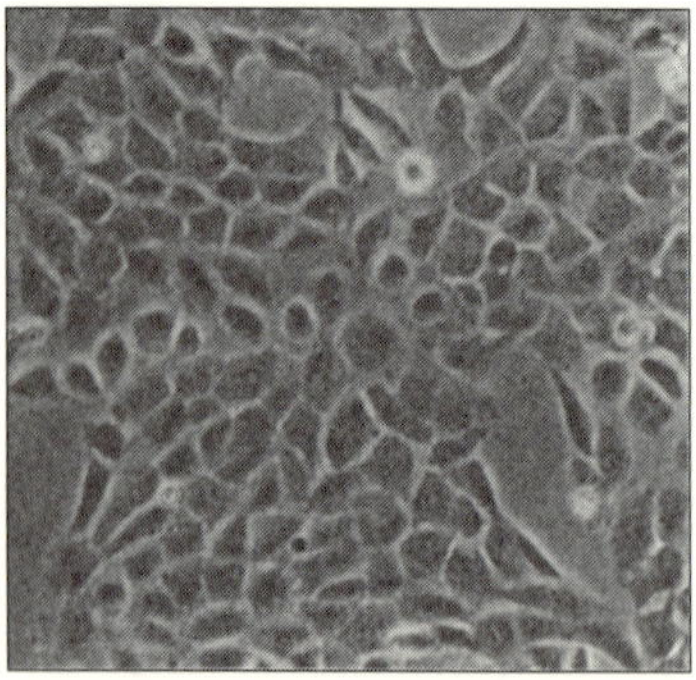

人膀胱移行上皮癌由来細胞（対照）
〔所定の条件下で5日間培養した。× 200〕

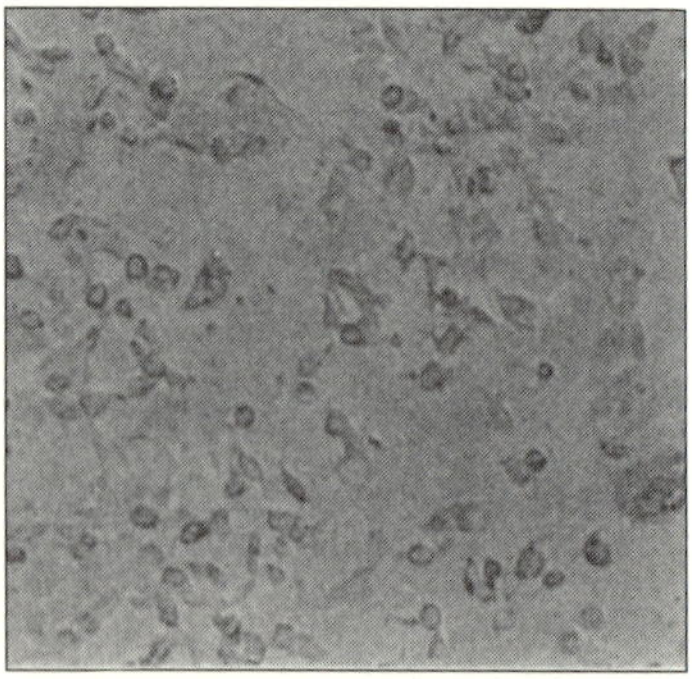

人膀胱移行上皮癌由来細胞（試料処理細胞）
〔1：128　濃縮試料（純米酒）
処理後5日目に観察した。× 200〕

図5　日本酒の人膀胱がんに対する細胞変性効果（滝澤行雄ら　1994）

ルコール発酵の過程により造られますが、濃縮試料中の因子が麹菌によって生じたものか、酵母によるものかは不明であり、塩析（可用性塩類を加えて溶質を析出させる）試料にはこのような活性物資は認められていません。日本酒に含まれる発がん抑制作用は低分子量の非たんぱく質であることを示唆しています。すでにインバーラ（１９９０）は、麹菌から精製した活性物質がヒトがん細胞の増殖を特別に阻害することを報告しています。また、北川（１９９４）は麹菌から糖たんぱく質の抗菌物質を抽出し、この物質が強力な抗がん性を持つことを突き止めています。この有効物質はアスペラチンと命名されています。

酒粕成分を使った実験が奥田（１９９６）によって行われています。マウスの脾臓からリンパ球を取り出し、これに酒粕抽出液を加えて、ＮＫ（ナチュラルキラー）細胞の活性化を調べた結果、酒粕の成分にＮＫ細胞の活性化を高め、発がんを抑制することが明らかになりました。ＮＫ細胞はリンパ球の一種で、正常の細胞とがん細胞とを識別してがん細胞だけを死滅させ、初期の発がん防護を担っていると考えられています。

動脈硬化を防ぐ

動脈硬化は、血管壁が肥厚して血管の内壁が狭窄する状態をいい、心臓の血管で起これば心筋梗塞、脳の血管で起これば脳梗塞を引き起こします。動脈硬化は、脂質異常症（高脂血症）、高血圧、糖尿病、ストレス、喫煙などによって引き起こされます。血液中のコレステロール値が高いと動脈硬化を引き起こすということは、20世紀初期より知られていました（近藤、1997）。

コレステロールには、動脈硬化を引き起こす低密度リポたんぱく（悪玉）と、コレステロールと動脈硬化を防ぐ高密度リポたんぱく（善玉）コレステロールがあり、心臓病の防止に対して悪玉コレステロールを減らし、善玉コレステロールを増やすことが重要とされています。

悪玉コレステロールが血中に長く留まると、活性酸素という反応性が高い酸化物の攻撃を受けます。酸化変性した悪玉コレステロールは、通常のルートでは細胞内の受容体に取り込まれず、血中リンパ球内のマクロファージに際限なく取り込まれてしまいます。こうして生成した泡沫細胞が血管壁に沈着し、粥状《しゅくじょう》の硬化巣《こうかそう》を作ります。

なお、粥状硬化ができる仕組みとして、血中の悪玉コレステロールが増加するという説と、前述のような過酸化物の関与を示す説があります。

日本酒の抗酸化作用

最近の研究では、悪玉コレステロール自体が動脈硬化を引き起こすのではなく、酸化変性を起こした悪玉コレステロールが、動脈硬化の原因とされてきました。日本酒やワインなど醸造酒には抗酸化物が含まれており、その抗酸化物が悪玉コレステロールの酸化変性を抑制することが明らかになりました。

フランスのフランケルら（１９９３）は、赤ワイン中の抗酸化物が悪玉コレステロールの酸化を弱め、動脈硬化の発症を遅らせるのではないか、こうした発想の下で、赤ワインに含まれるフェノールを分離、測定しました。赤ワインに含まれるフェノール類にはヒトの悪玉コレステロールの酸化を抑える強力な抗酸化作用のあることが確認されました。

前述した「フレンチ・パラドックス」の赤ワインが注目を集めた時、世界で有名な英国『ランセット（１９９４）』誌上に、赤ワイン飲酒後の血清における抗酸化能力の増加を認めたマッスルウェルら、セラフィニィら、近藤らの報告がそれぞれ特集されました。

なかでも、日本の近藤らは、10人の健康男子を対象に赤ワインの悪玉コレステロールに対する抗酸化能力を検討し、赤ワイン飲酒後に抗酸化能力がはっきりと増加していることを明らかにしました。エタノール以外の赤ワインの成分に抗酸化能力のあることをヒトで実証した研究として高く評価されています。

英国のトーンタンら（１９８３）は、ワインをボトル半量、６週間毎日飲んでもらった12人に、次の６週間は断酒してもらい胆汁コレステロールを測定した結果、善玉コレステロール濃度が上昇していることが分かりました。また、山形大学の若林ら（2002）は、山形県内の男性1万2386人（20〜69歳）を対象として飲酒と動脈硬化の危険因子の関係において年齢による影響があるかどうか検討しました。その結果、適量飲酒者ではいずれの年齢でも体格指数（肥満）や空腹時血糖値による違いのないことが分かりました。しかし、大量飲酒（日本酒で1合以上）は非飲酒と比べて全年齢層において、血清の善玉コレステロールや中性脂肪が有意に高くなっていました。しかし、悪玉コレステロールは逆に有意の低下を示しました。軽度の飲酒は比較的若年および中年（30〜59歳）者で悪玉コレステロールを有意に低下させていました。

アルコールの抗炎症作用

多くの研究は、適量の酒が心臓病の死亡リスクを低下させると報告していますが、そのメカニズムは明らかにしていません。ドイツのウルム大学医療センター（2001）の新しい研究によると、動脈硬化症が炎症性疾患であるという証拠が増えてきており、適量飲酒者では非飲酒者や大量飲酒者と比べ炎症症状を有する人が少ないことが判明しました。このことからアルコールが有する抗炎症作用が心疾患の抑制に関わっていることが示唆されました。

血液をサラサラにする

日本酒を飲む人に血栓溶解《けっせんようかい》酵素の働きが増大することが大阪府立成人病センターの佐藤ら（1987）の研究で明らかになりました。大阪在住の男性サラリーマン約1000人を対象に調査した結果、日本酒を1日1〜3合飲む人は、非飲酒者、特に過去に飲んでいて現在禁酒している人に比べ血漿フィブリノーゲンが明らかに低下し、血液の凝固を抑制していることが分かりました。

宮崎医科大学の須見ら（1988）は、成人120人に純アルコール30〜60mlの日本酒、焼酎、ビール、ワインなどを飲んでもらい、血栓溶解酵素の活性値を測定しました。飲んだ人は飲まない人に比べて、血栓溶解酵素の活性値が2倍以上に高くなりました（表1）。結果、アルコールを含まない分子量5000以上の抽出成分にラットの血栓を溶解する物質が見つかっています。須見らは日本酒の揮発成分に血栓を溶解する作用のあることを報告しています。ブタとラットの動物実験でプラスミノーゲン・アクチベータ活性値が上がることも明らかにしました。

ルーフら（1995）によると、酒類中の血小板の凝集能力がアルコール、赤ワイン、白ワインのいずれでも30％抑えていました。しかし、飲酒後18時間では、赤ワインの血小板の凝集能力は抑制され、アルコール、白ワインでは逆に凝固が高まっていました。これは赤ワインに含まれる何らかの成分が血漿板凝集の抑制作用を通して冠動脈硬化を防ぎ、心筋梗塞が進むのを防いでいるものと思われます。

コンランら（1993）やリムら（1999）によると、酒に含まれるポリフェノールは、血栓を作りやすくするフィブリノーゲンを低下させます。ルノーら（1992）は、赤ワインが血液の凝固を防ぐことにより、狭窄を起こした冠動脈における血液の流れを改善すると報告しています。このことを「飲酒による血液のサラサラ効果」と言っています。

調査グループ		調査人数	血栓溶解酵素の平均活性
酒を飲まなかった		113	478
醸造酒	日本酒	37	855
	ワイン	37	801
	ビール	41	712
蒸留酒	ウイスキー	18	510
	本格焼酎	62	1160

日本酒（清酒と焼酎）はウイスキーやビール、非飲酒と比べて活性度が高く、血栓を溶解させる。

表1　酒類中の血栓溶解酵素の活性値（須見洋行ら　1988）

心臓病を予防する

わが国では狭心症や心筋梗塞といった虚血性心疾患が年々増加し、心臓病全体に占める割合は半数に達しています。虚血性心疾患は、心臓の筋肉に栄養を送る冠動脈の血液の流れが血栓や動脈硬化のために悪くなる病態のことです。血液がまったく送られなくなって心臓の筋肉の一部が死んでしまうのが心筋梗塞、血液が心臓の筋肉に十分送られなくなって起るのが狭心症です。心筋梗塞は狭心症と比べずっと激しい胸の痛みに襲われます。

適性飲酒が虚血性心疾患を防止してくれているのは、公知の事実となりました。マーモットとルノーの「飲酒量と心臓病の死亡率とのU字型曲線およびJ字型曲線」関係は、次々と発表される数多くの疫学研究で証明、支持されてきました。

飲む人は心臓病のリスクが低い

カレンら（1982）はロンドンに住む公務員の調査から飲酒者は非飲酒者に比べ心疾患の死亡率が低いことを確認しました。

米国のフリードマンとキンバルら（1986）によるフラミンガム研究を見ると、男女

5209人を24年間追跡した結果では、男子の冠動脈性心疾患の推定死亡率と飲酒量との間にU字型を示し、これは喫煙習慣の有無と関係がなく、女子でも同様のU字型を認めました。同じ米国で、ハイネッケンら（1978）は飲酒者の冠動脈心疾患の死亡が、飲まない人と比べ相対リスクが0・6と40％も低いことを報告しています。

大阪成人病センターの上島ら（1986）は大阪在住の40～59歳の勤労者8476人を対象に1975年から9年間追跡し、酒を毎日2～3合飲む人が虚血性心疾患のリスクが最も低く、非飲酒者で高くなっていることを確認しました。コザラレビクら（1991）はユーゴスラビアにおいて7年間の大規模な追跡調査を行い、飲酒者では冠動脈性心疾患の罹患および死亡がともに低いことを突き止めています。

米国ハーバード大学のキムら（1991）は、男性4万4059人を対象として、1976～86年まで観察し、適量飲酒が心臓病のリスクを低減させることを明らかにしました。ここで適量とは、1日2杯程度（日本酒の約2合に相当）です。酒を1日約2杯（アルコール30g）飲む人の心臓病のリスクは飲まない人より低く、また、1日3～4杯の人では1日1杯の人よりリスクが低いことも分かりました。米国エモリ医科大学のアブラムソンら（2001）は、コネティカット州ニューヘブン在住者を対象に高齢者の適量飲酒と心不全発症リスクとの関連を14年間追跡し、適度の飲酒では飲酒量が増えるほど心不全発作率は低下しました。

米国立保健研究所（ＮＩＨ）によるコホート研究（２００３）では、適量の晩酌が心臓病を防ぐことを支持しています。歯科医師や獣医師ら40～75歳の健康男子３万８０００人を12年間追跡した結果、週に１日未満の飲酒者と比べ週３～４日、５日以上の飲酒習慣者の心臓発作のリスクはいずれも３分の１と低くなっていました。

心筋梗塞発作後の予後について、ムカマルら（２００１）は全米内の地域病院および第３次医療施設45ヶ所の入院患者１９１３例を４年間追跡しました。その結果、週７回未満および週７回未満以上の飲酒者における心筋梗塞発症後の死亡率は、非飲酒者のそれと比べ45％および62％の低下を示し、心筋梗塞発症後の生存が中等度飲酒者で最も高いことが分かったのです。

脳卒中のリスクが半減

ビールまたはワインの適量摂取が腹部大動脈瘤の発症防止に有効であることを示す研究がスウェーデンのスタケバーグら（２０１４）により報告されました。

１９９８年の登録時に46～84歳のスウェーデン男性４万４７１５例と女性３万５５６９例を14年間追跡した結果、アルコール摂取が週にグラス１杯（エタノール12ｇに相当）の男性と比べ、週に10杯の男性の腹部大動脈瘤の発症リスクは０・８と20％低減していました。女性でも週にグラス５杯の摂取によるリスクは０・57と43％低くなっていました。最も飲まれていたアルコール飲料は男性ではビール、女性ではワインで、両者とも腹部大動脈瘤発症との間に負の相関関係が認めれましたが、蒸留酒ではこうした関係は見られませんでした。

中等量の飲酒に冠動脈疾患の予防効果が認められて以降、飲酒と脳卒中の関連についても注目されています。特に出血性脳卒中は大量飲酒に関係があって、正の相関を示す研究が報告されています。しかし、虚血性脳卒中は中等量の飲酒では発症が最も低く、むしろ非飲酒者や大量飲酒者の発症は高い、という虚血性心疾患と同様なU字型の成績が見出されています。

大阪府立成人病センターの上島ら（1988）によると、日本酒1合未満を飲んでいる男性（40～74歳）は、発症リスクが最も低く、禁酒者および大量飲酒者では脳卒中の発症リスクが高くなっています。日本酒党でも、フランスのワイン党でも、少量から中等量の酒が脳卒中の発症を防いでくれているのです。

米国のリード（1990）は、日本人およびハワイ在住日系人の計8000人を上回る被験者について、飲酒量、血清コレステロール、動脈壁の生検データなどを精査した結果、コレステロールがけっして高くない日本人に脳卒中発症が多いことが分かりました。

コロンビア大学のエルキン（1998）は、ビール、ワイン、ウイスキーなど、どんな酒でも、1日に2杯程度飲むのであれば、脳卒中のリスクをほぼ半減させることができると発表しています。しかし、1日7杯以上の大量飲酒者は非飲酒者と比べ、発症リスクが3倍高くなっています。エルキンは、「適度の飲酒が健康なライフスタイルの一つになるだろう」と述べており、米国心臓協会脳卒中評議会のケントン教授は、「この研究は優れた内容であり、飲酒は脳卒中の予防に役立つことを示している」と賞賛しています。

また、バーガーら（1999）による「医師の健康」研究では、男性医師（40〜84歳）2万2071人における脳卒中の発症は、酒を1週間に1回未満飲む人の相対リスクを1とすると、1週間に1回以上の飲酒者では虚血性脳卒中が0・79、出血性脳卒中が0・77と、いずれも約20％のリスク低下となっています。

ところで、大量飲酒が脳出血の危険因子であるとする報告は以前から見られます。最近の研究では大量飲酒者（1日3杯以上）が脳出血を発症した年齢は平均60歳で、この年齢層の発症者は、大量飲酒者でない患者と比べて14歳も低かったのです。脳出血の予後では60歳未満において脳の深部に出血があった患者群では、大量飲酒者でない患者群と比べて大量飲酒者では2年以内に死亡する割合が高くなっています（コードンニアら、2012）。

高血圧を抑制する

高血圧症が脳卒中や心筋梗塞などの動脈硬化性疾患の重要なリスク因子であることは、言うまでもありません。そのなかでも注目しなければならないことは、従来、日本人は心臓病よりも脳卒中の発症・死亡が多いとされてきましたが、現在では心臓病による死亡のほうが多くなっています。特にここ数年、心不全による死亡が増え続けています。

理由は、高齢者社会では高血圧による心肥大が重要な位置を占めるためです。習慣性の多量飲酒は最高血圧（収縮期血圧）を上げることが疫学調査で明らかにされています（クラッキ、1977：上島ら、1992）。わが国では中西ら（2002）が男子勤労者（23〜59歳、事務系）5275人を対象に1996年度の定期健診の結果を検討し、酒を毎日12〜45g飲む人の血圧値は飲まない人と比べ有意に高かったと報告しています。

ところで、血圧と肥満（体格指数、BMI）との間には正相関が男女とも認められています。しかも、高血圧、糖尿病、高脂血症など重複して罹かっている人たちを見ますと、上位に肥満があり、これを重視する考え方が増えてきました。

日本高血圧学会は、高血圧患者のアルコール摂取量に関するガイドラインを2004年に提示しました。そこには、「禁酒」というのではなく、「飲酒制限」を指導すべきであるとしています。飲酒制限で血圧は低下しますが、効果は比較的小さいというのです。ガイドラインは許容量を1日当り男性で20〜30ml、女性で10〜20mlとしています。血圧と心疾患や生命予後との関係は、J字型またはU字型曲線を示すとしています。国立循環器センターの河野は「飲酒による循環器への影響は多彩であって、血圧を上げたり下げたりしますが、24時間血圧で見れば、昇圧の影響は小さい可能性があります。そしてガイドラインに即した飲酒制限が望ましい」と述べています。なお、米国の高血圧ガイドライン、欧州高血圧学会ガイドラインでも、アルコールの摂取量を定めて、その許容量は日本高血圧学会ガイドラインと同じ値となっています。

わが国で行われた文部科学省「がん特定領域大規模コホート研究」の登録者のデータから、全国45地域の40~79歳の一般住民の内、脳卒中、心筋梗塞、がんの既往のない8万3682例を対象として1988~90年時に1日当たりの平均エタノール摂取量を求め、心血管系疾患死亡との関連を平均14・2年追跡するという大規模疫学研究が行われました（池原ら、2008）。

その結果を見ると、エタノール摂取量が1日46g（2合）以上の多量飲酒者は、男性で飲酒と全脳卒中死亡との間に有意の関連が示されましたが、虚血性心疾患の死亡リスクは飲酒2~3合未満ではむしろ抑制されていました。一方、女性の脳卒中死亡リスクは男性の場合と同じく大量飲酒（1日2合以上）は非飲酒者の約2倍高くなっています。しかし、虚血性心疾患については男性と違って、死亡リスクは1合~2合未満で上昇し、2合以上で約4倍高と著しく上昇しています。

糖尿病を予防する

糖尿病には1型糖尿病と2型があります。日本ではほとんどが2型糖尿病と言われ、成人になってから発病します。現在、わが国では糖尿病の疑いが強い人は約950万人に上り、糖尿病の可能性を否定できない「予備軍」約1100万人を含めると、計1620万人と推定されています（厚生労働省、2012）。5年前の前回調査から250万人増え、全国の成人の内6・3人に1人は糖尿病か、その予備軍に含まれていることになります。女性がほぼ全年齢者で増加傾向を示している可能性は否定できません。

現代の米国の青少年が直面している最も深刻な健康上の問題は肥満と糖尿病であると、連邦保健福祉省のトンプソン長官（2004）が述べています。

糖尿病で最も危惧される合併症は、糖尿病性の網膜症と腎症、それに神経障害の3疾患で、わが国では失明の最大原因および人工透析患者の第1位の原因ともなっています。心臓病と脳卒中の大きな原因ともなっています。

飲酒が糖尿病を悪化させたとする明確な疫学的知見は意外と少なく、むしろ、ベル（1996）は、適量の飲酒はインスリン抵抗性（インスリン作用の阻害）を改善し、糖尿病の発症リスクを低下させていると報告しています。

糖尿病は、インスリンの働きが不十分なために血糖値が上がり、高血糖の持続の結果として起こる病気です。インスリン抵抗性が増すと、末梢の糖利用の内、約90％を占める骨格筋においてインスリンの働きが十分に現れず、糖のとり込みが低下します。

この病気の怖い特徴は、血糖値が高くなっても自覚症状がないため、発見が遅れる可能性が高いことです。私たちの体がインスリン抵抗性になると、糖代謝を正常に維持しようとしてインスリンを過剰に分泌し、高インスリン血症になります。そのため腎臓の塩分排泄が減って交感神経が活発となり、腎臓におけるナトリウムの吸収が進み、高血圧を発現します。また、内臓脂肪や皮下脂肪の蓄積が増え、高脂血症になり、さらに進行すると動脈硬化、心臓病、脳梗塞などの合併症を引き起こします。

インスリン濃度を下げる

適度の飲酒はインスリン抵抗性を改善し、糖尿病などの発症を予防することが報告されています。その作用は患者のインスリン抵抗性の程度により異なります（横山裕一、２００４）。

飲酒に血管保護作用のあることはオーストリアのキーチルら（１９８６）により明らかにされました。飲酒量が多い人ほど空腹時の血中インスリン濃度は下がり、非飲酒者の血中濃度は

12・4mg単位／ℓであるのに対し、多量飲酒者では7・1mg単位／ℓと非常に低くなっています。ここで大量飲酒者は日本酒に換算し1日5合程度以上となっています。ところで、キーチル氏は、「中等量の飲酒はインスリンの感受性を改善し、心臓病を防いでくれますが、大量飲酒になると膵炎や糖尿病を誘発する恐れがある」とも警告しています。

日本の中西ら（2002）は飲酒量と耐糖能異常および糖尿病罹患との関係を見るため、35～39歳の2953人の日本人男性を7年間追跡しました。その結果、純アルコール1日当たり23・0～45・9g（日本酒で2～3合）飲酒者は耐糖能異常および糖尿病罹患率が最も低く、非飲酒者や大量飲酒者では逆に高罹患率を示し、いわゆるU字型関係が認められました。なお、飲酒しない人や飲酒量がごく少量の人の中には、既に健康状態が悪く、糖尿病に罹りやすかった可能性があります。

また、米国のタナセスクら（2001）によると、適量の飲酒が糖尿病患者の動脈閉塞性心疾患の発症を防ぐことを報告しています。本症の合併は非常に怖く、糖尿病患者の約80％を死に追いやると言われています。それだけに、患者にとって中等量の飲酒が有益なライフスタイルの一つとなるのです。

日本糖尿病学会は、血糖のコントロールが良好で肥満や重篤な合併症のない状態にあり、飲酒量をしっかり守ることができれば、週2回程度の休肝日を設けるなどの条件で1日25g（1

合程度）までのアルコール摂取を許可しています。

とはいえ、臨床では飲酒はしばしば血糖コントロールを悪化させます。血糖のコントロールが困難な人、あるいは重症患者と診断されている糖尿病患者は禁酒すべきですが、禁酒を指導しても成功率は高くないと言われます（渥美、２００３）。

骨粗鬆症に期待される

骨粗鬆症は「沈黙の盗人」と言われているように、本人が気づかないうちにじわりじわりと進行するのが特徴です。多くの場合、大腿骨頸部の骨折を起こし、寝たきり老人となるため医療費がかさみ、医療行政上にも世界の各国で大きな問題を投げかけています。

わが国における骨粗鬆症の患者は比較的高齢者に多く、65歳以上では８人に１人と言われています。米国においては約１０００万人が骨粗鬆症と診断され、50歳を超える女性の２人に１人、男性でも４人に１人が、生涯に本症に関連する骨折を経験しています（全米骨粗鬆症財団）。最近、ドイツのリンゲ（２００３）は「骨粗鬆症が更年期女性に特有の疾患であるという認識は誤りで、実際に診察室を訪れる骨粗鬆症患者の５例に１例は男性であり、早急に男性のための診断・治療の策定に取りかかるべきである」と指摘しています。

適量の飲酒が骨粗鬆症を防ぐ

骨は一見静かに見えますが、実際は活発に骨形成と骨吸収を繰り返しています。正常な骨は骨芽細胞（骨形成）と破骨細胞（骨吸収）とのバランスが保たれています。しかし、何らかの原因で骨吸収が骨形成を上回る不均衡な状態が長く続くと、骨量が減少し、骨粗鬆症を引き起こします（リグス、１９９１）。

身体の中で一番堅くて丈夫な骨が徐々にやわらかくなり、骨折を起こしやすくなります。特に大腿骨頸部と脊椎骨の骨折は年齢とともに増加します。

骨粗鬆症にこれといった治療法はなく、完全に予防することはできないのですが、発症を遅らせ、症状を軽減させることができます。最近、酒が骨粗鬆症の発症リスクを低下させ、大腿骨骨折などを防ぐことが分かってきました。

デンマークのホイドラプら（１９９９）は、コペンハーゲンに住む成人３万１７８５人の酒類別飲酒量と腰部骨折との関連を調査しました。その結果、腰部骨折の相対リスクは非飲酒者（リスクを1に設定）と比べてワインを飲む人（0・77）が最も低く、次いでスピリッツを飲む人（0・82）がこれに続いて低く、ビールを飲む人（1・43）では逆に非飲酒者より高くなっていました。現在のヨーロッパ人の一般的な飲酒量の範囲では、腰部骨折の危険度に影響を及ぼさないのですが、1週間に28杯（日本酒で4合）以上飲む男性ではむしろ骨折の重大なりスク因子であることが分かりました。

米国のファンシールら（1992）は、骨粗鬆症を治療しているペンシルベニア州の女性を5年間追跡し、週3〜6杯酒を飲んでいる女性では血液のエストラジオール（エストラジオール値が上がって、症状が軽減しています。エストラジオールは天然の女性ホルモン（エストロゲン）で、生殖器官の形成に深く関わり、成長してから分泌されるようになり、乳房の発達などを促進します。ホルブロークら（1993）もまた、カリフォルニア州に住む成人の骨中ミネラル密度を測定し、飲酒量が多くなるほど骨密度が濃くなり、骨が丈夫になることを報告しています。骨粗鬆症のリスク低減は女性で著しいのです。


ところで、世界的に見過ごされていた男性の骨粗鬆症がようやく注目されるようになりました。オーストリアのセンターら（1999）によると、ダボ市に住む60歳以上の男性1890人、女性2419人の調査結果では、大腿骨頸と脊椎の骨折発生が男女ともに増加しています。

欧米では治療法としてホルモン補充療法が一般的に行われていますが長期のホルモン療法は乳がん、血栓症などの誘発が懸念されます。フェスカニヒら（2002）は、米国11州における一般的な登録看護師集団、34〜77歳の閉経後女性7万2337人を1980年から18年間にわたって追跡した大規模な「看護師の健康調査」の成績を発表。その結果、レチノールを多く含む食事を長期に摂っている女性では大腿骨頸部骨折の発生が危惧されます。そのため、強化食品やビタミンのサプリメント中のレチノール含量を検討してみる必要があると述べています。

認知症に役立つ

老化と長寿は人々の関心事ですが、飲酒は高齢者の認知機能や学習機能を高め、老化を防ぐことが明らかになりました。米国のクリチャンら（1997）は、第2次大戦の帰還兵4000人（40〜50歳、男性双生児）を20年間追跡し、毎日中等量の飲酒者は非飲酒者や大量飲酒者に比べて学習機能や推理力が上回っていました。

ヘンドリーら（1977）はアフリカ系米国人約2万人（平均年齢74歳）の認知機能テストを行い、中等量飲酒者のスコアは最も高く、終生禁酒者では少量飲酒者よりスコアが低下していました。適量の飲酒は高齢者の脳を活性化させ、認知機能の低下は非飲酒者の4分の1以下でした。

老化を気にする向きに対して飲酒量から見た老化度の研究があります。アルコールが1日28g（日本酒で約1・5合）の人は、外見上の老化度が、飲まない人や1日28g以上飲む人に比べ最も低く、運動機能から見た老化度も同じ傾向を示しています。しかし、生理機能は飲酒量が多くなるほど老化度は比較的高まっていきます。これらを総合的に見ると、毎日中等量の飲酒は老化度の進展を遅らせ、「若々しい」と判定されます（図6）。

ヒトの記憶や学習能力は大脳にあるバソプレッシンと呼ばれるホルモンの神経伝達によって行われます。このホルモンが分解し、正常に働かなくなると、記憶障害が起こってきます。大脳には広く特異酵素プロリンが存在し、バソプレッシンの働きを調節しますが、このバソプレッシンの不調が老人性認知症の発症に関係しているのではないかとされてきました。

月桂冠総合研究所の川戸らの研究グループ（2000）は、日本酒の中にプロリンの作用を阻害するペプチド3種を発見しました。これらの抗健忘作用を持つ生理活性物質は欧米で大

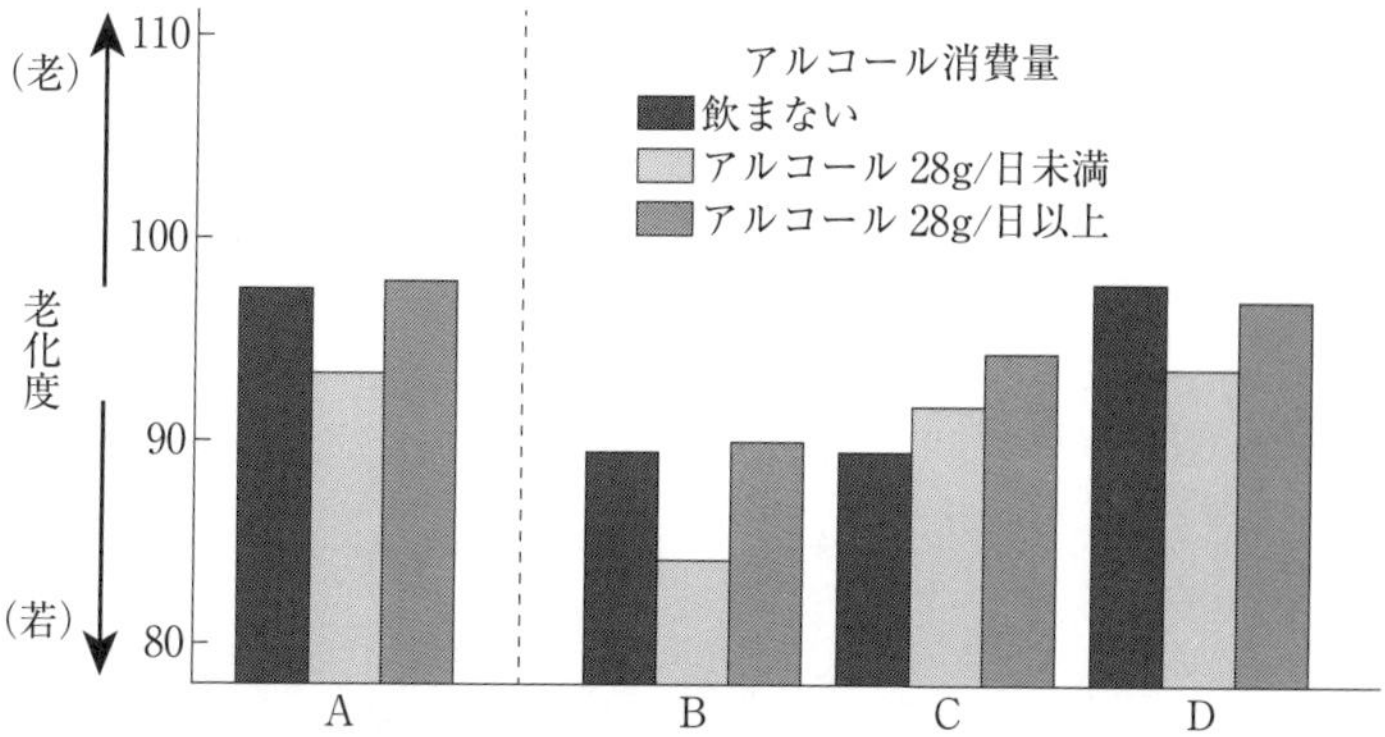

A：B、C、Dから総合的にみた老化度　B：外見上の老化度
C：生理機能からみた老化度　D：運動機能からみた老化度

図6　アルコール消費量から見た老化度
（泰　葭哉・葛谷文雄、1993）

きな話題となりました。共同研究者のサイトウら（1997）は、まず、日本酒中のペプチドが老化や痴呆を防ぐことを報告しました。次いで南里と金戸ら（1987）は阻害剤を作り、これを用いた動物実験で学習能力が改善することを明らかにし、さらに芳本（1989）は日本酒のペプチドが動物の健忘作用を阻止することを確かめました。そのほか大浦ら（1998）は、ペプチドの動物投与で米のグリテリンに由来する記憶・学習機能の改善を、またジンスマと吉川ら（1999）は、米のアルブミン由来による抗健忘作用を実験で確かめています。

認知症に飲酒が効果的

初老期になると、身体は衰え、精神的にも衰退の方向に進みます。こうした期間には抑うつ的色彩の強い老人性認知症になりやすいです。日本では認知症の人は12年時点で462万人、65歳以上の7人に1人となっていますが、25年には5人に1人にあたる700万人前後に増えると推定され、世界有数の認知症国となっています。

認知症にはアルツハイマー型、脳血管型、前側頭型、レビー小体型の4つのタイプがあります。日本では脳卒中が主原因の脳血管型認知症が比較的多く、原因不明のアルツハイマー病は全体の20～30％とされています。

ボストン大学神経内科のリンジェイら（1997）は、これまでの40篇の研究論文をメタアナリシスという解析法（適切な併合基準を設定して比較する）を用いて整理しました。その結果、ある種の遺伝子（アポリポたんぱくE遺伝子）がアルツハイマー病の重要なリスク因子であることを突き止めました。この遺伝子を持つことで現れる脂質異常症や糖尿病などの脂質・糖代謝の異常は、アルツハイマー病に大きな役割を演じていることが分かってきました。

オランダのエラスムス大学のリアテンベルグら（２００２）によるロッテルダム研究は、飲酒量と老人性認知症との関連を知るために、55歳以上の成人約８０００人を6年間追跡調査しました。その結果、アルツハイマー病は全体の1・6％（１４６人）、脳血管型認知症は０・４％（29人）でした。酒との関連では、アルツハイマー病の発症率が、中等量飲む人は飲まない人より40％も低く、さらに脳血管型認知症を加えた全認知症の発症リスクは70％と著しく低下を示しました。老人性認知症の発症に脂質・糖代謝異常が関与している可能性がこの研究から導かれましたが、動脈硬化や脳卒中に有効である日本酒は、当然、老人性認知症に対しても予防してくれるわけです。

すでにフランスのボルドー大学オウゴゴゾら（１９７７）は65歳以上の成人約３８００人を3年間調査し、赤ワインを中等量飲んでいる人は、脳血管型認知症とアルツハイマー病の発症リスクが飲まない人の4分の1以下であったと報告しています。飲酒が優れた予防効果を示すことは38年前に指摘されていたのです。

米国ベス・イスラエル教会医学センターのムカマルら（2003）は、国内の4地域の一般住民の前向き追跡調査から、高齢者では、酒をまったく飲まない人に比べ酒を週1〜6杯、7〜13杯飲む人のほうが、認知症発生のリスクは0・46、0・77といずれも低かったが、14杯以上になると逆に高まっていたと報告しています。この調査は1992〜94年に開始し、脳の磁器共鳴画像検査や認知検査を1998〜99年まで綿密に行っており、一般的傾向として、アルツハイマー病も脳血管型認知症も飲酒量との間に差のない同様な関係が認められました。今なお、適量飲酒が認知症予防に有益であるとする研究が次々と報告されています（表2）。

研究者（国） 発表年度	機能の亢進・発症リスクの低下を認めた課題	効果が期待される 飲酒量	研究概要 対象者　追跡期間
Espeland ら （イタリア） 2006年	閉経後女性の認知機能の向上（言語の知識・流暢性が5.7%上がる）	中等量（1日3杯）	中等量飲酒 女性7,460人　4.5年 （65〜80歳）　（平均）
Wright ら （米国） 2006年	認知機能の向上 （少量飲酒者は非飲酒者の20%高まる）	少量（1日2杯以下）	2,215人 （平均年齢　中間報告 69歳）
Scolfrizziv ら （イタリア） 2007年	軽度認知症から認知症への進展を抑制（少量飲酒で85%低下）	少量（1日1杯未満）	非認知症者 1,445人　3.5年 （65〜84歳）
Mehling ら （スウェーデン） 2008年	認知症に保護的に 有益効果（ワイン飲酒者は70%の効果）	ワイン　のみ	非認知症女性 1,462人　34年 （38〜60歳）

表2　飲酒と認知機能や認知症―最新の研究報告

その他の難疾患

アトピー性皮膚炎を改善

アトピーという言葉をよく聞きますが、アトピーは、アレルギー反応が自然に起こる現象です。この語意が「不思議な病気」とあるように、例えば、スギの木の花粉アレルギーは、アレルギー体質の人が数年間スギの花粉を吸入していると、スギ花粉（抗原と言う）に対する抗体が作られてしまいます。抗体は血液をぐるぐる回り、鼻や気管支粘膜から皮膚に付着します。この皮膚感作抗体は、ガンマグロブリンの一種のIGEというたんぱく質です。

アトピー性皮膚炎で悩む人が多く、その愁訴はもっぱら「痒み」に関連するものです。そのため皮膚の乾燥からくる痒みを防ぐことが大切です。幼少期に発症し、成長期に高頻度に再発しますが、生命を脅かす病気ではありません。

アトピー型アレルギーは（1）自然に発症し、（2）経過が慢性、（3）症状に昼夜および季節の変化を認め、（4）合併症を起こさない限り、自然に良くなります。

皮膚は、外界と体内との間の物質の出入りを調整する器官として重要です。必須脂肪酸が欠乏すると、アトピーを引き起こす抗原性物質が体内に吸収されてしまう可能性が大きくなります。酒は適量でなければならないのですが、スイスのチューリヒ大学のブルグ（2003）によると、慢性アルコール依存症では各種ビタミンの吸収障害に陥るため、2次性の皮膚障害が現れます。

最近、欧米ではガンマ‐リノレン酸に抗炎症作用があって、アトピー性皮膚炎の症状を緩和させるのに有効であるという知見が多くの臨床研究で明らかにされています。日本でも京都大学でハーブの種子からリノレン酸を抽出して製剤化したサプリメントを用いた臨床試験で、その効果が認められています（瀧川、2000）。

アトピー性湿疹のリノール酸濃度は減少しておらず、リノール酸の代謝産物であるガンマ‐リノレン酸が低下しているので、IGEの上昇は大切な指標となります。適量の日本酒や酒風呂あるいは酒粕にはガンマ‐リノレン酸が微量含まれているため、その効果が期待されます。

日本酒のアミノ酸が肝臓病に有効

わが国では現在、慢性肝炎患者が約200万人、肝硬変患者が約20万人以上いると推定されています。その多くはしばしば肝臓の繊維化が認められ、その存在が肝細胞がんのリスク因子になると指摘されています。

欧米では最近、非アルコール性脂肪性肝炎は、この10年間で20％が肝硬変に進展し、その3

%が死亡するとされ、注目を集めています。わが国の発症頻度は1%と報告されていますが、食生活の欧米化に伴い、増加が懸念されます。

酒を連日多量に飲んでいると、アルコール（エタノール）の直接的影響により障害が促進します。この病態はアルコールの過剰摂取に伴う栄養障害、つまり間接的影響とされています。アルコール飲用により、腸内のエンドトキシンが活性化され、門脈を経て肝臓のクッパー細胞を盛んに刺激します。すると炎症性サイトカインが出てきて、肝細胞に障害を与えると考えられているのです（河野、2003）。

ところで、日本酒を適量飲んだ場合、脂質・糖代謝に有益な効果があることは前章で述べた通りです。すなわち、中等量の飲酒という負荷が肝臓からアポたんぱく質の分離を増加させ、善玉コレステロールを増やします。

米国防疫センターとフロリダ州保健リハビリサービス局の研究グループ（1992）は、フロリダ州でカキの生食によるA型肝炎が大量発生した後、カキを食べながら酒を飲んだ人と、飲まなかった人との比較研究を行いました。

その結果、ワイン、ウイスキー、カクテルといった強い酒を飲んでいる人に感染が少ないことが明らかになりました。濃度が10%程度のアルコールがウイルスの細胞膜への吸着作用を減退させることが分かっているため、アルコール濃度が10%以上ある飲み物がA型肝炎ウイルスの循環器系への侵入を阻止、または低下させるのではないかと考えられています。

英国の流感研究所のスミスら（２００１）は、４００人のボランティアを対象にビールを毎日1杯飲んでもらい、非飲酒者と比較しました。その結果、ウイルス感染後の感冒罹患率は、飲酒者が15％、非飲酒者が45％と大差を認め、日本酒では3合程度が有効と推定されています。

肝臓の重要な働きの一つは、血中のアミノ酸類が1日中ほぼ同濃度に保たれるよう、アミノ酸代謝を調整する中心的な臓器です。肝硬変になると、肝臓におけるたんぱく質の合成が低下し、体内たんぱく質の生成が十分に進まなくなります。不足してくるアミノ酸は、主にロイシン、イソロイシン、バリンの3物質とされ（フィシャー、１９７５）、肝硬変の治療として、このアミノ酸を配合した薬剤を経口的に補充することが行われます。ところで、日本酒には3種のアミノ酸が同程度含まれており、日本酒を適量飲むことによる効果が有益に働いていることが分かります。

関節リウマチを軽減

スウェーデン・カロリンスカ研究所のウォルクら（２０１２）は、アルコールを1週当たり4杯以上飲んでいる女性は、1週1杯未満の女性と比べて関節リウマチの発生リスクが37％低いことが分かりました。また、長年の飲酒習慣者では1週3杯以上飲む女性は非飲酒者と比べ関節リウマチの発症リスクが22％低くなっていました。

英国のスコットら（２０１３）は２０１３年までに世界で報告された疫学（症例・対照およびコホート）研究を検証し、アルコール摂取による有意な関節リウマチ発症の抑制効果を認めました。なお、この効果は抗シトルリン化ペプチド抗体陽性の関節リウマチ患者に限られていました。

多発性硬化症の予防

カロリンスカ研究所のヘドストロム（２０１４）は、スウェーデンで行われた2件の疫学（症例・対照）研究データを総合解析しました。その結果、飲酒と多発性硬化症の発症との間に有意な逆相関が認められ、男性では50％、女性で40％の発症リスクの低下が示されています。ヘドストロムは「医師は多発硬化症の患者に対して飲酒を禁止する必要がないという点で臨床に役立つであろう」と述べています。

白内障の予防

アイルランドにおいて、第1回（１９９６）、第2回（２００５）と継続して実施された「赤ワイン疫学調査」は一般市民８４６人を5年間追跡しており、白内障の発症率をみると、非飲酒者32・2％に比べ飲酒者の発生率は22・0％と有意に低下していることが分かりました。特にワイン飲酒者の発症率が低く、ビール飲酒者では差がありませんでした（佐々木、2006）。

痛風の予防

わが国の痛風の患者数は現在、推定60万人とも言われ、その基礎病態の高尿酸血症も増加してきています。痛風発作を起こす年齢は若年化し、30歳代にピークが移ってきています。痛風は、高尿酸血症が続いた結果として関節内に尿酸が分離・析出して、尿酸結晶沈着症を引き起こしたものです。痛風発作は第一中足足趾の関節または足関節周囲の発赤、腫留を伴う急性関節炎で、尿路結石を含めた腎障害を併発することが多いです。肥満、高血圧、高脂血症、耐糖能異常などを複合的に合併します。痛風発作はビールの大量飲酒者に多く見られます。ビールはプリン体を最も多量に含み、アルコール等量で比べると、他の酒より高カロリーです。そのためビール腹《ばら》とも俗称される肥満を助長させます。

長い間、アルコール飲料は痛風発作症のリスクが高いとされてきましたが、米国マサチューセッツ総合病院のカイら（2004）は、男性医療職員4万7000人を対象に12年間にわたる追跡研究を行い、痛風発作リスクが飲酒量と比例し、特にビール党で高い発症率を示すことを初めて発表しました。アルコール摂取量が30～50g（日本酒で1・5～2・5合）の人では非飲酒者に比べて発症リスクが30％高くなっています。1日当たり50g（日本酒2・5合）を超えるとリスクは2倍半も増大します。発症率を酒類別に見ますと、ビールが2・5倍と最も高く、蒸留酒が1・6倍であり、非飲酒者より確かに高発症率となっています。

チョイら（2004）は「ワインの場合、グラスで2杯飲んでも痛風の発症は見られなかった」と述べ、「酒に含まれる非アルコール成分のプリン体が重要な役割を果たしている」と指摘しています。プリン体が血液中の尿酸に溶解すると、アルコール自体の高尿酸作用を亢進させます。ビールは日本酒、ワインや蒸留酒に比べて痛風リスクの高いプリン体が大量に含まれているのです。

蒸留酒党にはビタミン類の補給が必要

蒸留酒（ウイスキーや焼酎など）を大量に飲む人、いわゆる蒸留酒党ではアルコールが食事からのビタミンBの吸収率を低下させ、ビタミンの体内への貯蔵を阻害することがあります。

ビタミンは微量で生理作用を持つ有機化合物で、ビタミンDとナイアシンの2物質を除き体内で合成されない大切な栄養元素なのです。

【ビタミンB_{12}】ビタミンの中では分子量が一番大きく、類似した構造と活性を持った化合物の総称で、コバルトを含んでいるためにコバラミンとも呼ばれています。赤血球や神経細胞の形成、神経系の機能、そして3大栄養素（糖質、脂肪、たんぱく質）の代謝などに関与します。

ビタミンB_{12}は、このような顕著な生理作用を持っていますが、体内で合成されないため、どうしても動物性食品（内臓肉や卵など）から補給しなければなりません。大量飲酒による欠乏を防ぐにはB_{12}を含有する食品を摂取する必要があります。特に菜食主義者やウイスキーや焼酎などの蒸留酒党では留意したほうが良いのです。この点、日本酒にはビタミン類が含まれており、適量の飲酒においては心配はいりません。

【ビタミンK】血液の凝固や骨の形成、神経刺激の伝達、ならびに重要な代謝に深く関わる必須栄養素です。基本的な作用は、プロトロンビンとトロンビンという重要な血液凝固因子を合成することです。また、最近では、オステオカルシンというたんぱく質の活性化に必要であることが分かり、骨の基質へのカルシウムの沈着を助けることによって骨の形成を促進させます。ところが体内ではごく少量しか貯えられず、その上代謝速度が速いために、どうしても食事からビタミンKを摂取しなければなりません。

主な供給源はホウレン草、芽キャベツ、サラダ菜、ブロッコリーなどの緑黄色野菜と、醗酵食品の納豆やチーズなどです。醗酵食品の王者の日本酒には、他のお酒と違ってビタミンKも含まれており、その効果が考えられます。

コラム

日本酒で乾杯推進会議

お酒と言えば誰もが日本酒を真っ先に挙げるほど、かつては多くの人に愛され、飲まれていたお酒です。しかし、近年、焼酎やワイン、ビールなどに押され、また、生活環境の多様化などもあって、この40年間で日本酒の消費量は半分以下にまで落ち込んでいます。飲む人が少なくなれば、造る側の酒蔵も廃業を余儀なくされ、戦後だけを見ても、ピーク時の昭和30年には４０２１軒あった酒蔵も、平成22年には１５５９軒と3分の1近くに減少しています。ちなみに戦前の昭和15年には、全国には７０００軒もの酒蔵が存在していました。それから見ると、今ではその数は5分の1にまで減ったことになります。

日本酒は昔から日本人の間に飲み継がれた、いわば日本の文化そのものです。日本酒が衰退することは、日本の文化そのものが衰退することに他なりません。そこで、この素晴らしい日本の伝統文化を改めて見直し広めようと、日本酒造組合中央会が立ち上がりました。それが「日本酒で乾杯推進会議」です。薄れつつある日本文化のルネッサンスとして、日本酒文化、日本文化の復権を目指し２００４年に結成されたものです。発起人には相撲協会の北の湖敏満理事長、国会議員の野田聖子氏、作家の林真理子氏などが名を連ねています。さらに、10月1日の「日本酒の日」には「100人委員会」をも立ち上げ、これを中核に積極的に推進運動を展開しています。

和食がユネスコの世界無形文化遺産に登録されたこともあり、日本酒にも注目が集まっています。日本酒は今や世界中に愛飲家を増やしていますが、日本人自身が日本酒から遠のきつつあるのは悲しい限りです。日本人が生んだこの素晴らしい日本文化、日本酒文化をもう一度復活させようとする「日本酒で乾杯推進会議」の活動に、今、大きな期待が寄せられています。

第三章

飲酒と健康を考える

アルコール依存症

1976年、WHOは「個人的なアルコール障害」（アルコール精神病・依存症のほか、肝疾患、脳卒中、糖尿病などの身体疾患）と、「社会的なアルコール関連問題」（労働災害、生産性の低下、交通事故、犯罪、家庭崩壊など）の2つの概念を包括し〝アルコール依存症〟と提示しました。そしてこれまでの「アルコール症」の用語は廃止されました。わが国の厚生省（現 厚生労働省）のアルコール中毒診断会議は、これに対しアルコール精神疾患（アルコール中毒）と呼ぶことにしています。

現在、わが国のアルコール依存症者は230～250万人と推定され、その予備軍は膨大な人数に達すると見られています。長年、酒を飲み続けると、身体とアルコールとの間にある種のバランスが構成され、保たれるようになります。そして中枢神経系を始め生体の諸機能が順応してしまうため、節酒あるいは断酒すると、血中アルコール濃度が低下し、それまで抑制されていた中枢神経系は反射作用を引き起こします。

こうしたバランスの崩れで現れる症状として、身体の震え、吐き気、嘔吐、不快感、脱力感、自律神経の亢進（頻脈、発汗、血圧上昇、瞳孔の拡大など）があり、そのほか、感情面での不安、抑うつ気分、刺激性、さらに起立性低血圧などが現れます。酒をやめて7～48時間に離脱症状（禁断症状とも言う）が現れます。たいていは禁酒1～2日後の早期に軽く出る離脱症状で収まりますが、アルコール依存症者は、このような身体症状が起きることを避けようと、心ならずも再び飲み出すことになります。こうした飲み方を連続飲酒発作、または統制不能飲酒行動と言います。

アルコール精神病

脳は加齢とともに萎縮することが知られています。その程度は、酒の飲み方により促進支配されます。脳神経に障害が出てくると、アルコール精神病を引き起こします。本症の主要症状として次のようなものが挙げられます。

せん妄：大量飲酒が6～10年続くと、突然、舌や指、手足などの大きな震え、意識障害、幻覚など（離脱症状）が特異的に現れます。

コルサコフ症候群：記銘《きめい》力が衰え、自分のいる場所や日時などが分からなくなり、見当識《けんとうしき》も失われ、あるいは嘘の話をする作話症などが出てきます。意識は、特別の場合以外は清明です。症状は通常、数ヶ月から数年続き、一部で軽快しますが、多くは持続的な欠陥を残します。

アルコール偏執症（パラノイア）：配偶者に対する執拗《しつよう》な嫉妬妄想が出ます。色情は亢進する反面、精力はむしろ低下します。これは、妻が酩酊《めいてい》時の性行為を嫌うこと、注意の散漫、判断力の低下、錯覚が生じやすいことなどが原因に挙げられます。

アルコール性痴呆：酒を長期間飲んでいると、躁状態が現れることもあります。気分がほがらかなため、病気のみじめさとは裏腹に子供のように嬉しそうな表情を浮かべ、屈託《くったく》がないのが特徴です（多幸症）。しかし、次第に記憶、判断力、知能の低下が生じ、アルコール痴呆症の病状が出てきます。

普通酩酊と異常酩酊

酒を飲み過ぎると「ほろ酔い」とは違った酔いが回り、高度の意識障害を引き起こします。お酒による酔いは、前述のように、大脳の新皮質の抑制がとれた「ほろ酔い期」から、さらに酔いが進んだ「酩酊期」となります。

病像はアルコールの麻酔作用によって不安や緊張が低下し、やがて自己を誇大化し、マクルランドの説く「パワー幻想」が現れてきます。

普通酩酊とは質的に違った病像を示します。これには病的酩酊と複雑酩酊があり、さらに複雑酩酊は飲酒不堪《ふかん》症と渇酒《かつしゅ》症に分けられます。病的酩酊は、普通酩酊の途中に突然、朦朧《もうろう》、幻覚をともなう意識混濁を起こし、感情異常や知覚異常が見られます。飲酒不堪症は、ごく少量の飲酒で異常に強い身体反応を示します。最初はめまい、不快感、怒りっぽくなる、暴行を加える、などが進んでくるとごく少量で意識混濁が現れます。

渇酒症は、不機嫌の発作に見舞われ、お酒を連日飲み続けては極度の疲労に陥り、深い睡眠をとれば軽快します。乱酒の持続時間は1~2日、あるいは数週ないし2~3ヶ月のこともあります。

異常酩酊になるのは先天性体質、中毒、脳疾患などの心身形質の基盤に立った精神構造に起因すると考えられています。

社会的なアルコール関連問題

現在、アルコール飲料と健康に関しては、全世界的な規模で問題化しており、WHOは健康被害の防止への各国の対応を求めています。

アルコール関連問題には、アルコール健康障害や、それに関連して起こる飲酒運転、暴言・暴力、家庭内暴力、虐待、家庭崩壊、欠勤・失職、自殺などがあります。飲酒や一気飲みの強要などによる深刻な事故は後を断ちません。また、飲酒に関連した暴力は、家庭内暴力、児童や高齢者への虐待、犯罪など、様々な場面で起こっており、社会的にも重大な問題です。

妊婦の飲酒

妊娠中の飲酒は、胎児に及ぼす影響が大きいという理由で、医者は禁酒を勧めています。妊婦が酒を飲むと、血中に入ったアルコール分は容易に胎盤を通過し、短時間の内に胎児の血中アルコール濃度は、母体と同じになります。特に妊娠初期（3～4ヶ月）での飲酒は危険です。低体重、顔面を中心とする奇形や脳障害などを起こす胎児性アルコール症候群は、妊娠中の時期に関わらず少量の飲酒でも生じる可能性が指摘されています。

フィンランドの研究者は、妊娠中の飲酒は制限すべきではあるが、1週間に2杯までなら胎児への影響はないと報告しています。妊婦530人のうち、ほぼ半数の人が飲酒を続けていました。ビールが最も多く、次いでワイン、リキュールの順となっていました。妊娠前に比べて酒を控える傾向は見られましたが、1週間に平均2杯飲んでいた妊婦に影響がなかったとしています。女性はアルコール代謝能力が男性より低いため、酔いは男性より2倍も速いと言われており（リーバー、1988）、金沢医科大学の高瀬（2001）もまた、女性の代謝が男性より低く、同量の酒を飲んだ場合、アルコール濃度が高くなりやすいと述べています。閉経期前後の生理ストレスが習慣飲酒の引き金となる場合が多いので、妊婦では酒を控えたほうが良いのです。

未成年の飲酒

未成年者の飲酒は身体に有害なため法律で禁止しています。未成年では認知機能に重大な障害を及ぼす危険性が高いので、短期間でアルコール依存症に陥る恐れが指摘されています。一定以上の酒が摂り込まれると、中枢神経系を始め身体の諸機能はこの状態に順応していきます。ところが酒を断つと、血中アルコール濃度が下がり、それまで抑制されていた中枢神経が反射作用を引き起こします。飲酒運転による交通事故が未成年者でも各地で発生しています。

未成年者の飲酒防止については、学校教育も行われていますが、その実態は中学生男子の7・3％、同女子3・0％、また、高校生男子の24・8％、同女子10・5％が頻繁《ひんぱん》に酒を飲んでいます（白倉、1998）。1回の酒量が多い、いわゆる〝問題飲酒群〟は、女子のほうが男子より多いことは注目しなければなりません。

一般に若年アルコール依存症（以前はアルコール症と言った）は30歳以下の人と区別されていますが、習慣飲酒が始まる年齢は大体、若年者で19歳、年長者で24歳頃です。若年者が連続飲酒発作の状態になるのは5年程度で、これは年長者の約15年と比べ非常に早いです。アルコール依存兆候をもつ若年者では他の薬物との合併や摂取障害のある人、人格障害の疑われる人（境界例）などいろいろな病態を示す例が少なくありません。

未成年者の飲酒防止の要諦とは、地域の社会環境や大人の社会感覚において、未成年者の飲酒を規制し、〝絶対に飲ませない〟というスローガンを強く推進することです。

飲酒運転

米国のホルコム（1983）が、血中アルコール濃度が正常値の0・03％を超すと、自動車事故の発生が急激に増加したと報告して以来、車社会の米国では飲酒運転事故は深刻な問題となりました。10年後の1993年の飲酒運転事故数は1億2000万件にのぼり、うち1000万件は未成年によるものでした。

日本では1970年に過去最悪の交通死を記録した1万6765件に対して、2002年の8326件は、1966年以降の最低を示しました。全国の飲酒運転件数は8285人、そのうち酒酔い運転件数は2539人となっています（警察庁、2003）。飲酒運転による死者が20年前の1500件だったものが、2012年は256件と大幅に減少したのは、全国でバスの飲酒運転事故などが相次いだことから、飲酒運転の厳罰化を柱にした改正道路交通法が、2003年6月1日に施行された効果によるところが大きいです。

わが国では道路交通法第65条を受け、施行令第44条の3で定める身体に保有するアルコールの程度は血液1mlにつき0・3mg、または呼気1ℓにつき0・15mgとなっています。

これらの濃度を超えた「酒酔い運転」は3年以下の懲役または50万円以下の罰金、これに違反行為に付された基礎点数は25点、また「酒気帯び運転」は1年以下の懲役または30万円以下の罰金、付加点数は13点（呼気濃度0・25mg以上）となっています。ただし、呼気濃度が0・15mg以上では6点としています。

ここで酔っぱらいの「酒酔い運転」とは、酒気を帯び、その影響により正常な運転ができない恐れがある状態です。仮に酔っ払い運転をした場合、免許取り消し処分となる基準点数は、15点以上が1年間、25点以上が2年間、35点以上が3年間とそれぞれ決められています。

いずれにしても、飲んだら乗ってはいけないのです。せめて飲酒後8時間が経過する前に運転しないことです。「ガソリンとアルコールはミックス（混合）できない」の名言は、米国の医学者たちが警告する一つの真理なのです。

ＷＨＯの世界戦略

アルコールの使用障害は「アルコール依存症」と「アルコール乱用」を合わせた広義の概念であり、両者は同じではありません。「アルコール乱用」は依存症ではありません。社会的に問題がある飲酒者です。臨床では「アルコールの有害使用」は依存症ではないが健康面で問題がある飲酒者としているようです。

一般に減酒は難しいというイメージがあります。しかし、依存症が疑われる問題飲酒者では、アルコール専門医療機関を受診しなくても、非専門職による短期間・短時間の介入でそれほど苦労なく減酒できることが多いのです。これを簡易介入と呼んでいます。ここで最も重要なポイントは、自発的に数値目標、例えば「日本酒は1日2合まで」「週に2日は休肝日を設ける」などを設定してもらいます。

アルコール使用障害スクリーニングテスト（ＡＵＤＩＴ）を用いて、対象者の飲酒問題がどの程度か評価します。もちろん、自らの飲酒量も評価できます。ＡＵＤＩＴでは、10項目の合計点により、問題飲酒を判定することができます。

ＷＨＯは２０１０年に「アルコールの有害な使用を低減するための世界戦略」を決議しまし

た。（1）アルコール飲料に対する課税の強化、（2）アルコール飲料の販売店の削減、（3）アルコール飲料の購入可能年齢の引き上げ、（4）飲酒運転の規制強化などで、その有効性が証明される対策としました。

ここに世界戦略における10分野の推奨政策オプションを列挙します。

①リーダーシップ　認識とコミットメント　②保健医療サービスの対応　③地域社会の行動　④飲酒運転に関する方法と対応策　⑤アルコールの入手規制　⑥価格設定方針　⑦飲酒およびアルコール酩酊による悪影響の低減　⑧違法または非正規に製造されたアルコールが公衆衛生に与える影響の低減　⑨観察とモニタリング。この9分野の一番はリーダーシップをもって実行することを唱導しており、最後は観察とモニタリング、つまりアルコール問題とアルコールの消費量を明確にモニターしていこうとするものです。

アルコール健康障害による死亡者は世界で年間250万人にも達し、うち32万人は30歳未満の若年層と言われています。このことから、若年層に焦点をあてた対策の検討を求めています。なお、この規制指針は条約のような法的拘束力はもたず、その実行は加盟国の自主性に委ねられています。

アルコール健康障害対策基本法

わが国ではＷＨＯの決議を受け、「アルコール健康障害対策基本法」が２０１４年４月に制定されました。この法律は、アルコール健康障害への対策を推進し、国民の健康を守り、安心して暮らすことのできる社会を実現することを目的とし、6月に施行となりました。対策に関する基本理念を示して、国や地方公共団体などの責務を明らかにしております。

個人が飲む酒量が制限されるわけではありませんが、2年以内にアルコールによる健康障害に取り組むための基本計画とその対策達成時期を定めることが義務づけられました。対策の目標は（1）アルコール依存症の人たちを支える方策（2）飲み過ぎの予防や、病気の早期発見のための健康診断　保健指導や助言（3）メーカーや販売業者に表示や広告について注意を促す、などとなっています。

国（内閣府）は最初の取り組みとして、２０１４年10月10～16日を「アルコール関連問題啓発週間」と定め、啓発活動を開始しました。25万部作ったポスターを全国の酒販店や小中高校、大学、警察署などに配布、啓発ポスターに掲げられた問いは「アルコール関連の問題について知ってる？　本当に全部知ってる？」とあり、基本法のリーフレットの添付と相まって、飲酒による健康障害のほか、関連して発生する社会問題としての理解を広げることにねらいを定めています。

コラム

地域一体型の〝酒蔵ツーリズム〟

日本酒の消費量が落ち込む中で、最も危機感を感じているのが酒蔵自身です。そこで酒蔵の中には積極的に見学者を受け入れ、蔵の中を案内し、搾り立ての新酒を味わってもらい、その酒が育まれた土地を散策しながら郷土料理と伝統文化を楽しむ、いわゆる〝酒蔵ツーリズム〟が広がりを見せています。単独で行っている所だけでなく、同じ地域の酒蔵が協力し合って実施している場合もあります。

日本政府もこの試みを積極的に後押ししています。２０１２年に内閣官房国家戦略室によって発表された「國酒等輸出促進プログラム」の中で「酒蔵ツーリズムの創造」が謳われているのです。内容は、官民で全国協議会をつくり、地域ごとにも協議会や県単位での地酒応援団のような団体を組織し、さらに訪日外国人観光客や在日外国人向けに酒蔵観光のプログラムを作るというものです。政府も酒蔵ツーリズムに力を入れていることが伝わってきます。

最近作られたものとしては、たとえば佐賀県の鹿島酒蔵ツーリズム推進協議会、兵庫県のはりま酒文化ツーリズム協議会があります。前者は2007年に設立されたインターナショナル・ワイン・チャレンジ（IWC）の日本酒部門でチャンピオンになったことを機に、鹿島にある6蔵によって発足されたものです。鹿島酒蔵ツーリズムには例年数千人から3万人が訪れ、その内6割は福岡県など県外からの訪問客です。また、新潟の「酒の陣」は2日間で参加者が10万人にものぼるほどの盛況ぶりです。主催する酒蔵では蔵開きの日程を合わせるなどして互いに協力し合っています。今後の課題としては、整備の態勢、酒蔵ガイドの育成、地元飲食店との連携などが挙げられます。

酒蔵ツーリズムは今や全国に広がっています。名酒のあるところすべてで行われていると言っても過言ではありません。酒蔵ツーリズムは地域が主体です。地域ぐるみの応援が企画を盛り立てています。

第四章

日本酒を楽しむ

適量飲酒

酒は適量飲んでいる限り、ストレス解消などの一般薬理作用とともに、がん、心臓病、認知症、骨粗鬆症などの予防が期待できます。

ＷＨＯでは適量飲酒について、「その人にとって、医学的に安全な量を責任ある方法で飲む」と定義し、毎日純アルコール１５０ml（日本酒にして約７合）以上常用する人を大量飲酒者としています。これはビールで大びん７本、ウイスキーでダブル６杯程度に当たります。このような大量飲酒者は、お酒に弱いタイプの多い日本人では〝狂い酒〟となってしまいます。

公益社団法人アルコール健康医学協会は、適正飲酒を日本酒２合としています。また、「21世紀における国民健康づくり運動」は、節度ある適度な飲酒として１日平均アルコール20mg（日本酒で約１合、ビール中びん１本）である旨の知識を普及することを目標の一つとしています。

厚生労働省研究班が国内の６件の各研究の登録者計31万人を統合解析した「生活改善によるがん予防法の開発に関する研究」（２０１０年）では、健康維持の適量は、男性では１日あたり46g未満（日本酒で約２合）、女性では23g（約１合）となっています。

最新医学が示唆するヘルシー効果の礎となっている2合程度と照合します。成人の許容限度はおおよそ4合とされていますが、いきいき健康法として1日2合が適当と思われます。

健康に良い飲み方

適量飲酒の目安は、個人差があるので、自分自身で二日酔いなどの悪影響を翌日に残さない酒量をわきまえなくてはなりません。フレッシュなライフスタイルは、日本酒の薬効を道標に良い酒との付き合い方になります。その要諦として、アルコールの血中濃度を上げないことです。アルコールが血中から消失する時間が、日本酒1合を飲んだ場合は3〜4時間、2合では6〜7時間、3合では9〜10時間程度となっています。第2は食べながら飲む、肝臓をいたわるビタミンB類の摂取を心掛けなければなりません。第3は、「ほろ酔い」のライフスタイルを取り入れて楽しむことです。

酒の3絶である色・香り・味をかみしめるライフスタイルは、より美味な肴の工夫で楽しむ食中酒が理にかないます。ちなみに、適量の日本酒2合を飲んだ場合、7〜8時間後にはアルコールが体内から出てしまいます。夜の飲み会の切り上げ時間は、翌朝6時に起床しなければならない人は、夜の10時が締めとなります

食中酒の勧め

日本酒は食べながら飲む食中酒の王者とも言えます。食事といっしょに摂るのが良く、日本料理のみならず、中国料理やフランス料理などにも難なく合います。本来、日本酒の肴は、お酒をおいしく飲むために必要なものとされていますが、現今では酒の肴は、栄養のバランスを取るために不可欠なものと理解すべきです。お酒を多量に飲む人の場合、肝臓からのたんぱく質の放出が妨げられ、結果として肝細胞にたんぱく質が蓄積してしまいます（バラウナら、1975）。しかし、その影響はまだ明確にされていません。

ウイスキーや焼酎などの蒸留酒には、日本酒に含まれる分岐型アミノ酸（ロイシン、イソロイシン、バリン）やアルギニン、メチオニンなどはゼロかまったく含まれません。酒をたしなむ常識として、蒸留酒の肴に栄養価を求めたいものです。わが国の肝硬変や肝臓がんの死亡率の地域差を見るにつけ、酒と肴の付き合いの大事なことが分かります。

大量の飲酒は、腸管からのビタミン吸収率を低下させるため体内でビタミン欠乏を起こし、肝細胞の栄養障害をもたらします。この点、日本酒には豊富なアミノ酸やたんぱく質、ビタミンが含まれているので、少量ないし中等量の摂取では問題がありません。アルコールを分解させるために、普段以上にビタミンB_1、鉄、銅、マグネシウムなど微量元素を供給しなければなりません。

酒の3絶である色・香・味をかみしめることができる適正な「飲則食」こそが、ストレスを解くばかりでなく、明日の仕事のバイタリティを約束してくれます。

日本酒の適温

これまで日本酒は、燗酒で大方飲まれてきましたが、最近はフルーティーな大吟醸などは冷やして飲むとおいしくなるというイメージがあります。フルーツ系のフレッシュなタイプの吟醸酒、生酒なども「冷酒」が適しています。

一般に日本酒の温度が上がると、酒の味と香りなどのバランスが良くなって、濃醇な舌触りが得られると言われます。日本酒ならではの楽しみは、飲用温度が冷やから燗まで5～55度と広範囲であり、自分の好みの温度で味わうことができることです。ただし過度の熱燗《あつかん》は、アルコールが蒸散してやや辛く感じます。これに対し、温度が下がると、酒の味と香りは小さくなり、淡麗《たんれい》なものになります。燗酒にする場合は「ぬる燗」で約40度、「熱燗」で約50度、「人肌燗」で約35度が標準となります。

日本酒の味と香りは、図7のような4つのタイプに類型されます。このタイプによって味を損ねない、適した飲用温度が経験的に実証されています。元国税庁醸造試験所の高橋氏によると、薫酒タイプの大吟醸、吟醸酒は大体10～16度、爽《そう》酒タイプの生酒、生貯蔵酒は6～10度が適温であると言います。醇酒タイプの純米酒、生酛《きもと》系純米酒などはおよそ15～55度の幅を持ち、寒い季節はやや温め、暑い時期はやや低めにします。アルコールの沸点は水より低いので、アルコール分が蒸散し、豊富な栄養成分はそのままと、健康面から有益なことも見逃せません。

なお、燗酒専用の銅壷は「燗銅壷《かんどうこ》」、あるいは酒燗器と言い、四角や丸型の鍋で、徳利が何本も入るように作られています。そのまま火にかけ、湯で温めるようにできています。昔は燗鍋という鉄鍋で酒を温めていました。

日本酒による味覚

味覚には「甘・酸・旨・苦・鹹」の5つがあります。味覚は日本酒に含まれる成分によってもたらされます。

まず甘味ですが、これはグルコース、アルコール、グリセリンによって作り出されます。甘味の度合が強いほど甘口の酒になります。酸味は乳酸、コハク酸などから感じられます。辛味に関しては、これだけは希薄ですが、それに代わるものとして渋味が存在します。樽酒などに木材のフェノール物質が溶け込み、わずかに感じる程度ですが、日本酒の味覚を構成する要素の一つとなっています。苦味はアミノ酸、乳酸、コハク酸などから生じます。鹹味は日本酒の場合わずかですが、ほとんどが水のミネラルからきていて、旨味にともなって感じられます。

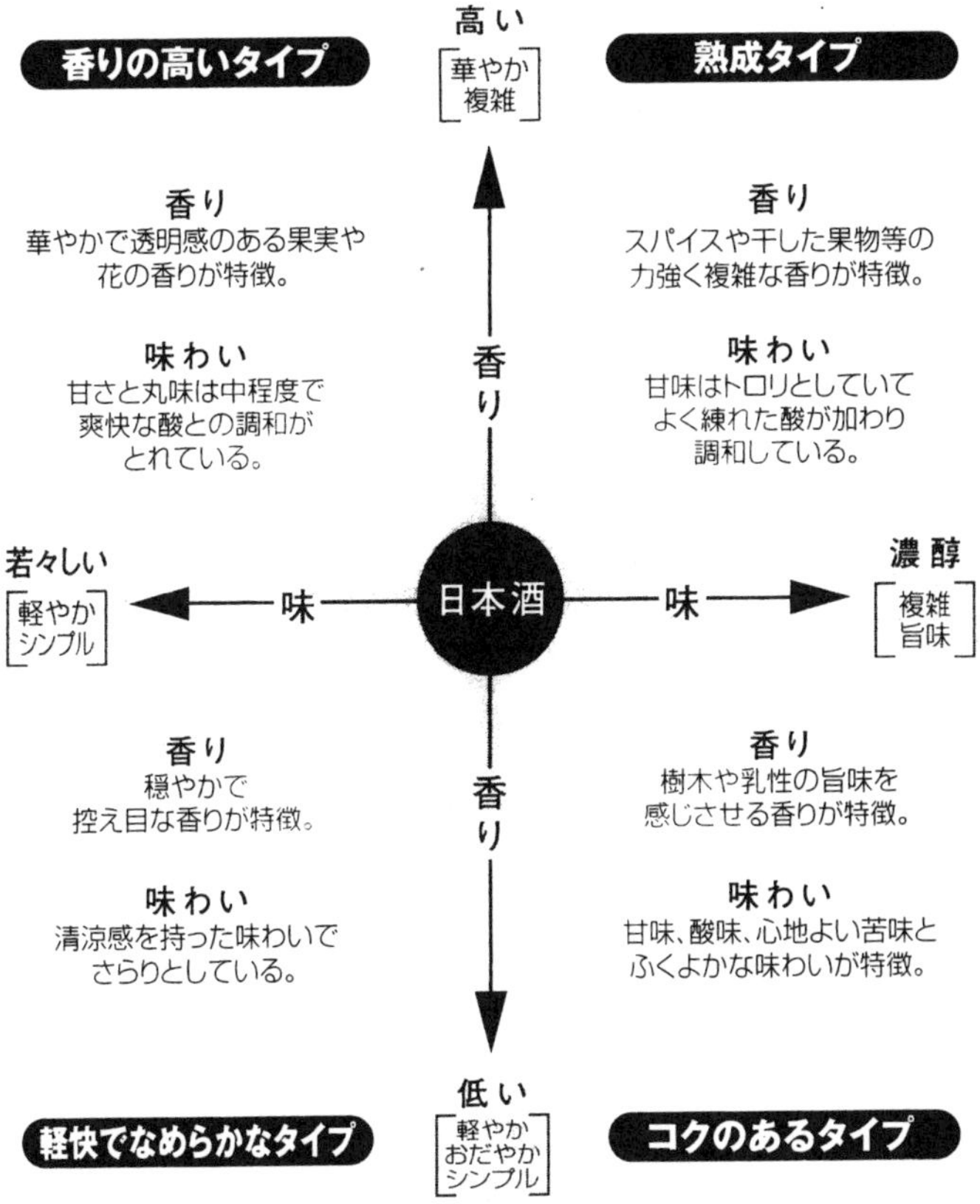

図7　日本酒のタイプ　―　味と香り
（日本酒造組合中央会「日本酒読本」、1997）

旨味はグルタミン酸を中心とするアミノ酸類から作り出されます。

また香りも日本酒を特徴づける大切な要素で、新酒の香りは主に酵母の発酵によるエステル、アルコール類、麹によるものです。新鮮で果物の風味がします。しかし、新酒の間はその香りにはまだ粗々しさが残り、初秋がきてようやく飲み頃になるとされます。古酒になると、アミノ酸などの分解が進み、香りが強くなります。

また、他の酒類にはない日本酒ならではの風味は、主にβフェネチルアルコールによってもたらされ、その酢酸エステル含量が多いほど風味が強まります。ちなみに、この成分が日本酒では75~200ppmで日本酒独特の風味を出します。

酒と言えば日本酒となるのは、その味と香りが優れていることでしょう。日本酒は、「日本酒らしい風味がなければならない」という思い入れを持っている人が日本酒業界の中に多いのです。

日本酒の基本的な味の区別として「甘口、辛口」のほか、日本酒の唎《き》き酒用語の「淡麗、濃醇」と言う酒の風味を表す尺度があります。「淡麗」とはすっきりしている、さっぱりとしている、きれい、軽い、きめが細かい、まるい、上品といった感じの酒とされています。「濃醇」とは、ゴク味（こく）がある、濃い、肉がある、幅がある、ふくらみがある、線が太い、腰が強い（しっかりしている）などの感じの酒で、味の濃淡ないずれも官能による判定で決まります。
日本酒を選ぶ時には、これらの香りと味の特性が基本となります。

料理を引き立てる日本酒

日本酒は飲んでおいしいだけでなく、料理の隠し味としても欠かせない存在です。料理をされる方ならよくお分かりと思いますが、日本酒を隠し味として使うだけで素材の味が引き立ち、料理がいっそうおいしくなります。

理由としては、日本酒自体に旨味の成分がたくさん含まれているからです。グルタミン酸を始めとするアミノ酸の成分が素材やだし汁に浸透します。同時に、他の味、甘味、酸味、鹹《かん》味などの成分もそこに加わり、これらの相乗効果によっておいしさが増します。

日本酒は魚料理によく使われますが、それは日本酒に含まれるアミノ酸が魚の臭みを消し、身を柔らかくしてくれるためです。煮つけや潮汁などに用いられます。最初に魚がひたひたになる程度の日本酒を鍋に入れて火にかけ、アルコール分を飛ばしてから魚を煮ると、臭みもなく、おいしく仕上がります。

また、魚の身が柔らかくなるのは、日本酒に含まれるアルコールが肉の組織を軟化し、一方でたんぱく質の変性を促進して熱凝固を早めてくれるからです。柔らかく、それでいて歯ごたえのいい食感が生まれます。

ほかにも、料理に日本酒を使うとおいしくなるのは、日本酒には同時に用いる他の調味料の持ち味を最大限引き出す働きがあることです。これもアルコールの作用によるもので、醤油、みりん、味噌などの調味料を魚の身に浸透しやすくしてくれます。素材のおいしさにこれらの旨味が加味されるのです。

また、日本酒は日本料理だけでなく、中国料理や西洋料理にも使え、その点からもオールマイティの調味料と言っても過言ではありません。

肴の栄養学

以前は、日本酒自体を味や酔いで愉しんだものですが、現在は日常の飲み物として、酔うための日本酒から生活を楽しむ日本酒になってきました。味覚の面から日本酒と肴とを上手に合わせて喫食するきまりのようなものがあります。それは、酒の味や香りの傾向が類似した肴を組み合わせるものです。例えば、渋味や苦味のある酒には赤身の魚や肉が良く合うのです。

日本料理は素材の持ち味を生かした献立と言われ、ヨーロッパのどこでもある煮込み料理に比べ、歯触りや喉ごしの良さは圧巻です。しかし、栄養価の面ではフランス料理や中国料理に比べるといささか劣るようです。

一方で、最近の健康志向に伴う食生活の見直しは、海外において長寿国である日本の食生活に注目が集まっています。日本では「食品の機能性」の研究が急速に進んでいます。日本酒や酒粕に含まれるアミノ酸類、各種ビタミン類、食物繊維など機能成分が数多く、シンプルな素材でも応用次第で栄養価を秘め、健康を約束してくれるのです。

醸造技術の英知を集めた日本酒製造法の特徴は、麹酸や120種類以上の栄養物質をもろみ中の段階で日本酒に溶出させるという独特なものです。肝機能の強化、成長促進、老化防止に卓効のあるアミノ酸成分の酒粕への移行をできるだけ抑えて、日本酒中に溶解する技術は心憎いほどです。魚介類や肉類の調理には欠かせない調味料の一つとされます。酒煎《さかいり》、酒塩《さかしお》、酒煮《さかに》、酒八方《さけはっぽう》（だしに酒を加えたもの）などがあります。

料理との合わせ方

酒と食事との合わせ方は多様ですが、日本酒の肴には生魚を使った料理が最も適しているとされます。日本人は魚介類を主要なたんぱく質源として多食しています。ほとんどの魚に含まれるトリメチルアミンが生臭さを放ちますが、日本酒中のコハク酸がこれを中和してくれます。

酒を飲む時は、高たんぱく質、低脂肪、ビタミンの豊富な食品を過不足なく摂ることが重要です。その場合、日本酒と肴を合わせる栄養面からのしきたりがあります。軽い日本酒には軽い料理、重い日本酒には重い肴を合わせるのが良いとされています。日本酒好きの多くの人が、香りの強い吟醸酒を珍重し、肴に白身の刺し身などで堪能しています。しかし、一部には香りの強い吟醸酒は和食に合わないとの向きもあります。

毎日、晩酌する人は良質のたんぱく質を摂るよう心がけたいものです。日本酒には良質のたんぱく質、特に8種類の必須アミノ酸が含まれていますが、肴には魚介類、卵、乳製品、肉類を選ぶのが良いです。これらの動物性食品は穀類、豆類などに不足しがちなリジン、トリプトファン、バリン、ロイシンなどを含んでいます。

飲酒時に不足しがちなビタミンB類は、日本酒1合を飲んで0・07mg、2合で0・14mgが補給されます。成人におけるビタミンB_1の所要量が1日1mgですので、蒸留酒と違ってその効果は大きいです。

おいしく飲むための酒器選び

日本酒は酒の中でもただ一つ、目で色を愛《め》で、香りを愉しみ、口で味わうことができるものです。酒の銘柄に合わせる器や盃の選び方には、こだわりが読みとれます。これこそ、酒の秘めた美学と言えましょう。

銚子と徳利

酒を杯に注ぎやすいように長い柄がついている酒器がお銚子で、お酒を注ぐ酒器ですが、徳利は陶磁器の壺状の酒器です。本来、別の用途のものが小型化し、それぞれ燗酒に用いるようになって、銚子と燗徳利とが混同されてしまいました。今では、燗徳利のことを「お銚子」と呼んでいる人が少なくありません。

現在、銚子は主に儀式や祝儀用の酒器となっています。提《ひさげ》容器も江戸時代から銚子と呼ぶようになり、提型の銚子は、大型鉄製容器が小型化され、銀、錫、染付け色絵の陶磁器、漆器など膳を飾っています。

酒盃《しゅはい》（さかずき）

酒を飲むのに欠かせない容器として、古代からさまざまなものが作られてきました。古くは〝しゅはい（酒盃）〟と呼ばれました。盃《つき》は飲み物、吸い物を入れる中ほどの膨れた器のことです。さかずきはお酒を入れる盃（杯）、酒盃の意味です。

現在のものに近い形の盃が作られたのは、飛鳥時代の大化改新の頃とされます。神前に供える須恵器《すえき》は、釉薬《うわぐすり》をかけずに高温で焼いた素焼きの酒器です。引き続く酒盃の来歴を見ると、漆器、瀬戸磁器（鉄銚子塗盃）、猪口《ちょこ》、ぐい呑み、ガラス盃などが広く用いられています。

近年、うまい日本酒に合わせる盃の創作が推奨され、経済産業省によるグッドデザインマーク選定に輝く秀逸な酒器が登場しています。また酒の香りを楽しむためにワイングラスに注目が集まっています。

酒びん

日本酒の容器にはガラスびん、木樽、紙パック、ペットボトル、アルミ缶などがあります。ガラスびんは一升びんのほか、900、720、500、300、180mlなどの小型びんがあり、720ml以下のものは通常〝小びん〟と呼びます。

酒の保存性を考慮して茶色の茶びんや紫色の青びんが用いられています。40年前（昭和49年）頃から茶びんを用いる酒蔵が増加したようです。また、吟醸酒や純米酒などの酒びんは720mlが多く、いろいろな色や形の酒びんには、圧巻さを感じます。

日本酒のテイスティング

日本酒は、個々の銘柄によって「色・香り・味」が異なり、同じ銘柄でも酒造年度で味に微妙な違いが見られます。酒の特性である3要素を、私たちの視覚、嗅覚、味覚を使って判定する官能試験を「唎《き》き酒」、またはテイスティングと呼びます。

日本酒の品評会は全国規模や各地でそれぞれ開催されていますが、伝統と権威があるのは、独立行政法人酒類総合研究所の「全国新酒鑑評会」と言われます。毎年5月に開催され、金賞・入賞を決定し酒質の向上に資しています。

専門家のテイスティングの手技を見ることにします。まず、日本酒を唎き猪口《ちょこ》に7分目ほど入れて色を見ます。一般の市販酒はほとんど無色透明です。もろみを搾った段階で生じる多少の色は活性炭で脱色してあります。なお、樽酒や古酒など長期貯蔵酒以外の市販酒で黄色に見える場合は、酒の保存が悪く特に日光に曝されるなどの変質による着色を疑うべきです。

次いで、唎き猪口を鼻先に近づけて静かに匂いを嗅ぎます。日本酒の匂いは複雑、デリケートで、米本来の香りのほかに、花やハーブ、果物などのフルーティーな香りなど、さまざまです。日本酒の匂いは、香りの性質、強弱、特徴、「吟醸香」の有無と出具合を確かめます。特に日本酒が入った「唎き猪口」を軽く動かして、立ち上がってくる「立ち上がり香」を調べます。結果の判定は、良い匂いを「香」、悪い匂いを「臭」と判定します。

さらにごく少量（5～7㎖）を口にふくみ、舌の上に転がしながら味を短時間（5～7秒）で確かめます。この時の鼻に抜ける香りを「含み香」と言います。一般に、日本酒の味の判断は「甘口・辛口」として甘味、酸味のバランスを機軸に行いますが、最近は「淡麗・濃醇」の尺度が加わり、日本酒のテイスティングでは「淡麗・辛口」などと味覚の表現が広がっています。結果の判定は、「甘」「辛」「超辛」「淡麗」「濃醇」などが使われます。

このように日本酒の味に甘辛や濃淡の差が生まれるのは、前者では日本酒に含まれる糖質、アルコール、酸類の多寡《たか》が、また後者ではアミノ酸類、甘味・酸味の含量などが関係します。

最後に、日本酒を「はき」と呼ばれる容器に吐き出します。その時口から息を吸って鼻から出し、再び感じる匂いを確かめます。

これらの結果と総括は、1～5点までの5段階で採点されますが、3段階の場合もあります。そのほか、日本酒を50度に加温した「燗酒唎き」「熱酒唎き」も行われます。いずれにしても、テイスティング（唎き酒）では日本酒を飲み込んではいけません。

日本酒と行事

古来よりわが国には数多くの行事が伝えられていますが、そのほとんどが日本酒と縁の深いものでした。お正月、雛祭り、お花見、夏祭り、お月見など、ざっと挙げるだけでも、これらの宴席には日本酒が欠かせません。

それもそのはずで、もともと日本酒は御神酒《おみき》とも呼ばれるように、儀式の時には神にまつられたもので、それがお祭りなどの神事に受け継がれ、さらに宴席で人々に飲まれるようになったのです。日々の労働や束縛から開放され、日本酒を飲むことで特別の日を祝うとともに、明日への希望と鋭気を養ったのです。

また行事の中には風流を愛でるために開かれるものも多く、日本酒はその趣を盛り立てる貴重な演出の道具でした。

そのいくつかをご紹介しましょう。

【屠蘇《とそ》】お正月に欠かせないのが屠蘇です。屠蘇とは「蘇」という悪鬼を「屠《ほふ》る」という意味で、屠蘇をふるまうことは、10種に近い薬草を浸した酒を飲む中国の風習にならったものです。わが国では平安初期の宮中において飲まれたのが最初で、それが民間に伝わり、お正月の年賀の客に供されるようになりました。

【桃花酒】桃の節句の折り、甘い白酒のほかに飲まれるのが桃花酒です。病気を取り払い、顔色を麗しくするという言い伝えがあります。

【花見酒】満開の桜を愛でながら飲む日本酒で、奈良・平安の頃から今に伝わっています。娯楽の少なかった昔の庶民にとっては、花見は1年を通じて最大の娯楽であり、日本酒がその気分をいっそう高める役割を果たしたに違いありません。

【菖蒲《しょうぶ》酒】飲むことで邪気払いになるとされたのが菖蒲酒です。燗をした日本酒の中に菖蒲の茎を浸していただきます。

【月見酒】旧暦の8月15日に当たるのが中秋の名月。月を愛で季節の変わり目をしみじみと感じながらいただく日本酒です。

これらのほかにも、行事とともに口にする日本酒がいろいろあります。6月の晦日に半年間の汚れを流す意味で飲む夏越《なごし》の酒、9月9日の重陽《ちょうよう》の節句で飲まれる、長寿を願い災害を払う菊の花酒、どれも日本人の繊細な心が生んだ行事を彩る酒です。

また、このような昔から伝わる行事のほかに、プライベートの慶事や特別な会などでも日本酒は欠かせません。成人式、結婚式、受賞を祝う会、偲ぶ会、壮行会などなど、喜びにつけ悲しみにつけ、そこには日本酒がふるまわれます。

日本酒は日本人の生活に深く根をおろし、日本人の心の琴線に触れる独特のお酒なのです。

日本酒パーティ

近年、スローフードが浸透し、日本酒と料理との相性をゆっくりと楽しむパーティが催されています。同好会、学会や地域集会など、各種行事の後に開かれるパーティと日本酒の出会いは古く、酒宴と言われてきました。広いパーティ会場に設けられた日本酒コーナーにはいろいろなタイプの日本酒や風土性を現わした地酒が取り揃えられます。

日本酒パーティでの楽しみは、その場の雰囲気や料理との相性などによって、一番飲みたい銘柄（ブランド）を選び、あるいは飲み比べによる風味の違いを知ることができることです。そして、そこに同席した素敵な人たちとの「酔いに醗酵され、醸成された会話」こそ、明日へのバイタリティーの源であり、至福の泉です。

パーティでは野外で行う野外酒があります。今では野外パーティは花見酒、月見酒、芋煮会《いもにかい》などの形で残っていますが、四季の遊び酒は、四季折々の風情を楽しむ酒宴として古くからあります。

お酒のマナー

最近は日本酒はほろ酔いが好まれるせいか、一昔前のようにぐでんぐでんに酔って、周囲に迷惑をかける人はほとんど見かけなくなりました。いずれにしても日本酒を飲む時は普段以上にマナーが求められます。

今でこそ酒の席でのマナーは当人の心がけに任されていますが、昔はちゃんとした酒飲みの掟がありました。「酒道」と言って、日本酒のつぎ方に始まり、盃の回し方、献盃や返盃のし方、立ち居振る舞いに至るまで、こと細かに規定されていたのです。「酒道」はいかに酒を楽しむかより、いかに品良く酒席を乱さずにお酒を飲むか、つまり礼儀作法に重点が置かれたものでした。

「酒道」は武家が天下をとった室町時代にできたのですが、それが江戸時代になるとさらに厳格なものとなりました。公家、武士、商人と身分別の「酒飲みの掟」が作られました。公家はマナーというより、酒の種類を喇き分ける「十種酒」が中心です。厳しいのは武士に対してで、例えば乱酒、喧嘩口論はもとより、泣き上戸、おしゃべり上戸、舞い、騒ぎ、クダを巻くなども御法度とされました。商人同士のつきあい上での作法が中心で、お客様への挨拶から始まり、もてなし方、料理の出し方、箸のつけ方、お燗のつけ方、お酌のし方、盃の干し方、返盃のし方など詳細におよんでいます。

これほどこと細かな掟を設けなければならないくらい、特に武士は酒席で乱れる人が多かったということなのかもしれませんが、「酒道」で言わんとするところは私たち現代人の酒席にも通じるものがあります。

では、現代のお酒のマナーを見てみましょう。

マナーと聞くとなんとなく固苦しいことのように思えますが、決してそうではありません。一番いい例がテーブルマナーです。これは周囲の人に迷惑をかけず、自分もまた楽しく食事をするための決まりごとであって、一度覚えてしまえば、マナーにのっとったふるまいをすることはかえって心地良いものです。お酒のマナーも同様です。周囲に対してだけでなく、自分もまた楽しくお酒を飲むための大人としての心がけにほかなりません。

そこで、国税庁・厚生労働省・公益社団法人アルコール健康医学協会が提唱している現代版お酒のマナー「適正飲酒の10か条」をご紹介しておきましょう。

1. 談笑し　楽しく飲むのが基本です
2. 食べながら　適正範囲でゆっくりと
3. 強い酒　薄めて飲むのがオススメです

4. つくろうよ　週に二日は休肝日
5. やめようよ　きりなく長い飲み続け
6. 許さない　他人（ひと）への無理強い・イッキ飲み
7. アルコール　薬と一緒は危険です
8. 飲まないで　妊娠中と授乳期は
9. 飲酒後の運動・入浴　要注意
10. 肝臓など　定期検査を忘れずに

「和らぎ水」を使った健康的な飲み方

「和らぎ水」とは、日本酒を飲みながら飲む水のことを指します。「ときどき水」「追い水」とも言います。蒸留酒のウイスキー、カンパリ、コニャック、焼酎、バカルデイなどもアルコール濃度が高く、ストレートで飲み続けると、慢性胃炎や胃潰瘍を誘発することが多く、肝臓の抵抗力を減弱させます。

日本酒を多量に飲むと、酒中の水分が生命の基礎単位の体細胞内に入っていきます。そのため、細胞外液が次第に濃くなり、細胞内液との間に濃度差が生じます。これを浸透圧と言いますが、その差を元に戻そうと細胞内の水分を放出します。

本来、人の身体の約60％が水分（体液）であり、その量はほとんど変動しません。細胞の外側にある細胞外液（ナトリウムイオン）と、細胞内液（カリウムイオン）とは普段同じ濃度の等張状態に保たれているためです。なかでも、ナトリウム濃度は常に一定に保たれています。

しかし、飲酒後に細胞内で浸透圧が上がった状態となり、口渇中枢が刺激され、水分を欲求するようになります。和らぎ水の意義はここにありますが、日常体験する飲み過ぎで、シラフに返った時によく飲む冷水こそ、酔い覚めの水のうまさです。また、和らぎ水には、別の種類の料理に移る際、いったん水で口の中を洗って舌の感覚を新たにする役目もあります。

コラム
日本酒で乾杯条例

日本酒がだんだん飲まれなくなることに危機感を感じるのは蔵元だけではありません。自治体もそうです。そこで日本酒や地酒による乾杯を勧める「乾杯条例」の制定の動きが近年、全国で広がりを見せています。大方が地方議会の議員によって提案、制定されたものです。

その発端となったのは、２０１３年1月の京都市議会においてです。「京都市清酒の普及の促進に関する条例」を施行したことに始まります。ビールやシャンパンでなく清酒による乾杯の習慣を広め、日本文化への理解を深めることを目的に4条から成るもので、伏見の蔵元などの運動が議会を動かし、制定までこぎつけたのです。条例とはいっても罰則などの拘束力はありません。酒造業者による普及への主体的な取り組みや市民の協力を求めるものです。

条例としてのユニークさはたちまち他の自治体の注目を集め、原料米である山田錦の産地として知られる兵庫県の加東市や三木市など、酒処の自治体を中心に一気に広がることとなりました。

最近では、乾杯条例は日本酒以外の酒類にも広がっています。本格焼酎によるものが鹿児島県のいちき串木野市や宮崎県の日南市などで、またワインが特産の北海道富良野市では「まずはふらのワインで乾杯条例」が制定されるなどしています。

また、特定の酒類よりも食文化そのものを支援しようとする乾杯条例もつくられています。石川県の金沢市では、「金沢の食文化の継承及び振興に関する条例」を制定、加賀料理を始めとする食文化の普及をその目的としています。

「乾杯条例」ブームが連動して、さらに広まっていくか、関心が集まっています。

第五章

日本酒を深める

日本酒の歴史

日本酒は、日本人が長年育ててきた食文化の中心をなす食品と言えます。古く「お神酒《みき》あがらぬ神はなし」と言われるように、お酒は信仰に結びついてきました。お酒の起源と言われる「口噛《くちか》み酒」は、でんぷん質の食べ物（ヤマブドウ、クリ、カタクリなど）をよく噛んで、甘くなってから樽型容器に吐き留め、空気中に浮遊している野生酵母の落下によるアルコール醗酵で得られたものと考えられます。

原始的な醗酵酒の歴史は、縄文時代の前期（およそ5000年前）の池内《いけうち》遺跡（秋田県大館《おおだて》市）、縄文時代中期の井戸尻《いどじり》遺跡（長野県諏訪郡富士見町）に果実酒造りの証拠が見出されています。

古代史において、日本酒の記載は、ヤマタノオロチをお酒で酔わせ退治したとか、天の岩戸の前で神々が酒宴《しゅえん》を張ったとか、神話にたびたび登場します。お祭りに加わって互いに睦《むつ》み合い、親しみ合うことで、連帯意識をかもす仲立ちをしたのです。

米と麹で造る日本酒がいつ頃登場したのか、正確なことは分かっていません。米麹を用いた酒造りに関する最初の文献として、奈良時代初期の「播磨国風土記《はりまのくにふどき》」に、お酒を醸《かも》し、神様に献上して酒宴を行ったとあります。ここでは「加無太知《かむたち》」と書いてあるので、米飯にカビが生えたもの、つまり「噛む」の意味を残しながら「カビ立ち」の意味を持たせた言葉で、これが麹の語源になったとも言われています（小泉、２０００）。

奈良時代の文献には「濁酒《にごれるさけ》」「糟交酒《かすこめざけ》」「古酒《こさけ》」「糟湯酒《かすゆざけ》」などの記載が見られ、当時のお酒は濁り酒であったことが分かります。天平初期に著された「奉写教所解《ほうしゃきょうしょかい》」には「清酒《すみさけ》」という字があります。平安時代にはかなりの量の酒が清酒の形になっていたと考えられます。鎌倉から室町時代は、宮廷を中心にして寺院が酒と密接に結びついて、酒造技術が発展します。この時代に寺院で造られたお酒を「僧坊酒《そうぼうしゅ》」と言います。やがて武家政権の時代になり、酒造りの技術は寺院から次第に民間へと流出していきます。

日本酒は本来、10石（1・5ｔ）の原料米から15石（2・7kl）の純米酒を造るのが標準です。私たちの主食の米から日本酒を造るため、天候不順や飢饉で米不足の時には当然、酒を自由に造ることが出来ないため、「合成酒」「アルコール添加酒」「増醸酒」が考え出されました。

【合成酒】米をほとんど使わずにアルコールや糖類、酸類を混ぜ合わせるもの。明治時代中期に研究が始められ、大正7年に起こった米騒動当時、「理研酒」として親しまれ、第2次世界大戦の戦時統制下の昭和17年には最高に量産されました。合成酒の飲用は戦後の物資欠乏時代まで続きました。

【アルコール添加酒】一般に「アル添酒」と呼んでおり、昭和17年にもろみにアルコールを添加する製法が正式に認められました。その事始めは、昭和13年頃から酒に水を加えて増量したことです。薄い酒のために「金魚酒」とか「むらさけ」（飲んで自宅の村へ帰るまでに醒めてしまう）などと言われ、ひと頃横行しました。そのため、同15年にはアルコール分やエキス分の規格が定められ、その2年後に「アル添酒」の製法が規定されました。「アル添酒」は、終戦直後から全国の酒造メーカの間に少しずつ広まり、昭和23年には大半の業者が導入しています。現在の「普通酒」はこの流れを汲むものです。

【増醸酒】一般に「三増酒」と呼んでおり、昭和24年から酒造用の極端な米不足を補うために考えられました。通常の醸造酒で製造した場合の約3倍の量となることから「三増酒」と言われました。平成18年の酒税法の改正により、アルコール等の副原料が米の重量を越えてはならないこととなり、現在は「三増酒」はありません。

なお、長い歴史のうち比較的新しい19世紀は、その後半になり、フランスの詩人ボードレールに代表されるように、人生の懐疑と厭世を感じた人間が、一時の逃避《とうひ》に用いられました。世をはかなみ、憂《う》さ晴らしにと、酒自身の堕落が始まったのです。

日本酒の原料

日本酒の主な原料は米、麹、水です。原料に用いる米は「酒造好適米」と言い、ジャポニカ系水稲のうるち米です。この好適米は（1）米粒が大きく（2）白い芯の部分が大きい（3）たんぱく質含量が少ない、の3条件を満たした品種です。こうした条件だけに、水稲の栽培がむずかしく、昨今では、原料の需要に十分賄《まかな》えない実情となっています。

最近、とみに愛飲されている大吟醸、吟醸酒、本醸造酒などは、もろみに醸造アルコールのみを加えただけのものですが、アルコール添加日本酒と呼んで、これを純米酒の清酒と区別します。

この醸造アルコールにさらに副原料として、日本酒粕、焼酎、ぶどう酒、水あめ、乳酸、コハク酸、リンゴ酸、グルタミン酸ナトリウムなどを加えた「アルコール等添加日本酒」があります。これは増醸酒と言われます。

現在、増醸酒の単独品の蔵出しはなく、普通酒（醸造アルコールのみを添加した清酒）と調合したものが出荷されています。

酒造りには、そのために作られた米を使います。昭和初期は、岡山県赤磐《あかいわ》郡産の「雄町《おまち》」が代表的品種とされていました。その後、東北・北陸地方産「亀の尾」、兵庫県産「山田穂」、広島県産「八反」、岡山県産「竹田早生」、中国・九州地方産「神力《しんりき》」などが世評を受けて栽培されてきました。

現在、最良の品種とされるのが「山田錦」で、これは山田穂の改良品種として有名です。これに勝るとも劣らぬ品種に新潟県産の「五百万石」と長野県産の「美山錦」などが需要を大きく増やしています。

日本酒の造り方

わが国古来の日本酒は、米、米麹《こうじ》、水を原料とした醸造酒であり、一般に日本酒と言っています。日本酒の製造工程を図8に従ってその概要を見ることにします。

まず、玄米を精米にしますが、70%の歩留《ぶど》まりで精米した白米を「洗米」「浸漬」「水切り」した後、蒸して「蒸し米」とします。蒸し米の一部は「麹（酒麹）」にします。ここで蒸し米、麹、水を混ぜ、乳酸と酵母を加えて「酒母」を造り、これにさらに蒸し米、麹、水を3回に分けて加え、「もろみ」を造ります。もろみは約20日間醗酵させて熟成させます。

この間に、日本酒独特の香味がつきます。熟成後、圧搾して酒と酒粕に分けます。圧搾前に甘辛の調整のため、蒸し米または蒸し米を糖化したものの投入（これを「四段仕込み」と言う）や、アルコールを添加する場合が多いのです。

搾られた日本酒は濁っているため、澱《おり》引き（沈殿）した後、殺菌のため60〜65度に加熱（これを「火入れ」と言う）し、味にまろみをつけるため「貯蔵」します。

火入れ前の酒を新酒と言うこともあります。市販の日本酒は貯蔵酒を調合、加水、炭素ろ過を行い、香味、色沢を整えて加熱・殺菌後、びん詰などにされて出荷します。

【精米】玄米を精米するのは、表層部（糠《ぬか》や胚芽）に含まれる栄養素が酒の香りや色調を劣化させるので米を磨きます。

精米歩合が低くなると酒質は向上します。そのため特定名称酒では精米歩合によって区分され、本醸造酒は70％以下、吟醸酒、純米吟醸酒、特別純米酒、特別本醸造酒は60％以下、大吟醸酒、純米大吟醸酒は50％以下と定められています。なお、最近の大吟醸酒では40％以下まで精米しているものもあります。

【洗米】白米の表面部には糖が付着しているため、そのまま蒸すと米がべたついてしまいます。そのため白米をよく水洗いします。これを「洗米《せんまい》」と言います。

大正時代末頃までは「手洗い」あるいは「足洗い」が行われました。昭和年代には電動洗米機が導入され、手仕事の苦労は軽減されました。しかし、動力による精米は米が砕けてしまうため、吟醸酒に使う麹米、高度な精白米には不適であり、吟醸酒造りでは今もって「手洗い」が多いです。

【蒸し米】白米を適度に吸水させる「浸漬」から「水切り」を行った後、この白米を蒸し器（甑《こしき》）にいれて蒸します。この「蒸し」工程は、生の白米でんぷん（ベータ型でんぷん）を、麹かびの造る糖化酵素で分解されやすい白米でんぷん（アルファー型でんぷん）に変えます。この蒸した米を「蒸米《じょうまい》」、または「蒸し米《むしまい》」と呼びます。

【麹造り】麹の製法は、一般に蒸して冷ました米に種麹を混ぜ、麹室と呼ばれる高温高湿の部屋に入れ、菌糸が十分に生育できるような方法を講じます。

麹かびは糸状菌の一種であり、でんぷんをぶどう糖に変える酵素を豊富に生成します。このでんぷん分解酵素の働きにより、アルコール発酵が進んで日本酒にアルコール分が含有されます。日本酒の麹造りには、胞子が黄緑色の黄麹かび（学名はアスペルギルス・オリーゼ）がもっぱら使用されます。

【酒母】「酛《もと》」とも呼ばれる「酒母《しゅぼ》」中に培養した酵母で原料（米、麹、水）を醗酵させて造るのが日本酒です。優良な清酒酵母を大量培養するために、総原料の白米の約7％程度を用いて酒母を造ります。雑菌の汚染を防ぐのに好適な乳酸菌を利用して造った生酛《きもと》系酒母では30日前後がかかりますが、醸造用の乳酸を添加した速醸系酒母を使った場合は10～15日で出来上が

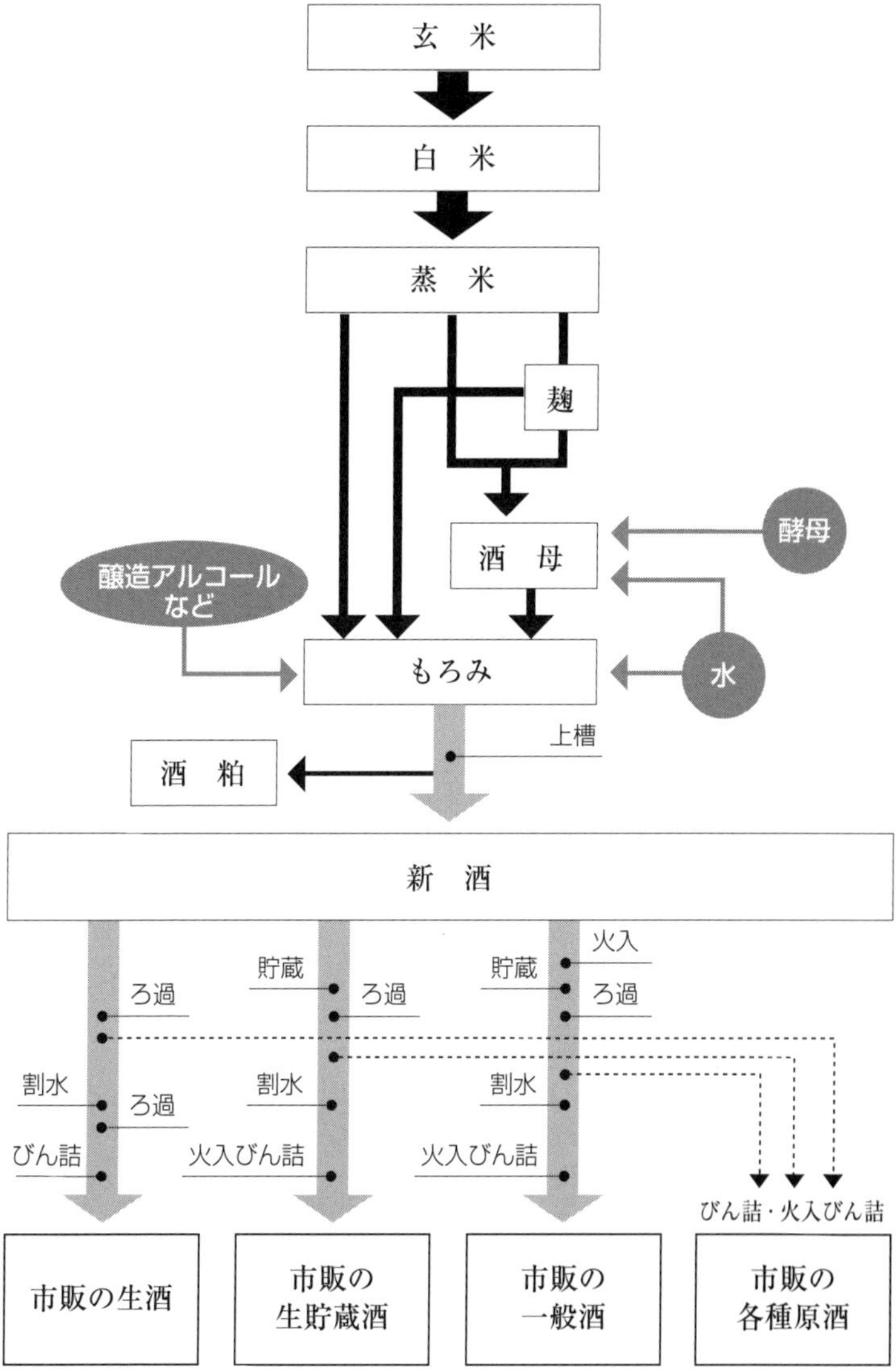
玄米
白米
蒸米
麹
酵母
酒母
醸造アルコールなど
水
もろみ
上槽
酒粕
新酒
火入
貯蔵
ろ過
割水
びん詰
火入びん詰
びん詰・火入びん詰
市販の生酒
市販の生貯蔵酒
市販の一般酒
市販の各種原酒

図8　日本酒の製造工程

りますので、微生物の管理は生酛系酒母より容易となります。

日本酒の上手な保存法

日本酒は「火入れ」と言って、通常は約65度、10分間過熱処理してから貯蔵します。この火入れをしない日本酒が「生酒」です。

醸造された日本酒は20％近い高アルコール濃度ですから、一般細菌類は生育できないのですが、乳酸菌の特殊型の火落《ひおち》菌の侵入を受けて、常に劣化しやすい状態にあります。菌が増殖すると白濁するだけでなく、酸が異常に増えて悪臭も出てきます。このような日本酒の劣化現象を「火落ち」と呼んでいます。

明治13年以降、日本酒特有の火落菌の生育抑制にサルチル酸の添加が用いられてきました。しかし、昭和44年に業界の自主規制による使用自粛、同50年には食品添加物としての指定の取り消しで、現在はまったく使用されていません。

日本酒は日光、特に紫外線に敏感で変色・劣化する恐れがあります。そのため、市販の酒容器は紫外線の影響を受けにくい着色（黒、茶、緑）びんが用いられます。最近、市場に出ている酒容器は多岐で、木樽、紙パック、ペットボトル、アルミ缶などがあります。

家庭で保存する場合ですが、一番に注意することは置く場所です。冷暗所で保管します。日の当たるところは避けてください。ただし、冷暗所といっても近年のような猛暑の続く夏場は、驚くほど温度が上昇していることがあります。こまめにチェックして、状態を確かめておく必要があります。

次が、熱源から離しておくことです。ガスコンロや電気コンロなどの近くには置かないようにします。高温は日本酒の劣化を促進します。また、いったん開栓したら早く飲み切ることも大切です。

造り酒屋

わが国では万葉集に〝熊木酒屋〟の語句が、日本書紀には酒類取引の初見が見られ、酒屋は酒を造る家屋を意味したものと思われます。どんな形態の酒屋であったかは分かりませんが、この「造り酒屋」から、お酒を買って客に売る「請け酒屋」ができてきました。酒造りは、寺院を中心に僧坊酒として発展します。

天福2年（1234年）の『明月記』によると、当時、「天野酒」が醸造され、多数の民間の酒屋が繁盛しました。

蔵人《くらびと》とは、専門職人の杜氏《とうじ》を長として、杜氏以下の酒造りに従事する人たちの総称です。中世から受け継いだ僧坊酒の技術が確立され、江戸時代に入ると、大型の仕込み桶が普及し、池田、伊丹、灘といった本場の酒造りに発展しました。

江戸時代の中期になると、酒造りの中心は「寒造り」へと進展しました。伊丹を中心に各地に広がり、灘で品質の向上が図られました。この理想的な酒造法が確立され、おいしい日本酒として価格も高騰しました。寒造りは、一年中で最も寒い、小寒から立春までの約30日間に仕込むもので、もろみの室温が管理しやすく、また、空気中から侵入する雑菌の繁殖を抑えるのに有利であることなどです。

日本酒の種類

日本酒は米を原料としたお酒です。一般的には日本酒とアルコールは同類として扱われていますが、日本酒は酔うために飲むのであって、酔うのはアルコールの作用によるからといってアルコールだけを飲むわけにもいきません。

わが国の酒税法では、「アルコールとはエチルアルコールを言い、アルコール分とは温度摂氏15度の時において原容量100分中に含まれるエチルアルコールの容量」と定義しています。

アルコール濃度は一般に「酒の度数」で表示します。日本ではフランスやベルギーなどと同様に容量は％を採用しています。日本酒の場合、15～16％が標準です。

平成15年10月、「日本酒の製法品質表示基準」の一部が改正され、平成16年1月1日から適用されることになりました。

これによると、日本酒は大きく普通酒と特定名称酒（吟醸酒、純米酒、本醸造酒など）に分けられます。このような製法の諸条件によって日本酒は8種類に分類されます。そのほか、原酒、生酒、生貯蔵酒、樽酒、生一本などについても基準が定められています。また、自社内や特定グループ内で独自に特撰、上撰、佳撰などの格付け表示を行うのも認められています。

主な改正点は次の通りです。

（1）特定名称の清酒の製法品質の要件。純米酒では「精米歩合70％以下」を削除した。また、「麹米の使用割合15％以上」を追加した。この要件に該当しない白米、米麹および水を原料として造った日本酒（いわゆる「米だけの酒」）であっても、純米酒の品質に匹敵するものが製造できるようになった。（2）精米歩合の表示。特定名称を表示する日本酒について、原材料の表示と近接する場所に精米歩合を表示することを義務づけた。（3）表示禁止事項。特定名称酒以外の日本酒の容器または包装には、「特定名称に類似する用語」を表示してはならない。

最近、ブームともなっている地酒は、各地の酒蔵のお酒を指しているようですが、別に特別なものではありません。
これらのことを踏まえた上で、特定名称の日本酒の種類について説明することにします。
【吟醸酒】 精米歩合60％以下の白米と米麹および水、またはこれらと醸造アルコールを原料として造られる日本酒で、普通の日本酒発酵温度よりも低温でゆっくり発酵させて造ります。酵母も吟醸酒用の特別なものが使われます。吟醸香と呼ばれるフルーティーな香りが特徴で、味は淡麗でなめらか、すっきりとした上品な風味を持っています。
【大吟醸】 吟醸酒の中でも特に精米歩合50％以下の白米を原料として造られる日本酒です。醸造アルコールを用いないものは特に「純米大吟醸酒」と表示することができます。昔は主に品評会向けに造られ、単独で出荷されることがなかったことから「幻の酒」とも言われていました。吟醸香が特別で、気品にあふれた風味はまさに芸術品です。
【純米酒】 米と麹、水だけで造る日本酒です。白米の味がそのまま生かされているため味はやや濃厚で、ふくよかな旨味が特徴です。
【純米吟醸酒】 精米歩合60％以下の白米と米麹および水だけを原料として造られる「吟醸酒」です。
【本醸造酒】 精米歩合70％以下の白米、米麹、醸造アルコール、水を原料として造られます。

アルコールの使用料は白米1tにつき100kg以下と定められています。

【特別純米酒・特別本醸造酒】純米酒や本醸造酒のうちで、特に香味や色沢がすぐれたものに表示されます。

日本酒度と酸度

日本酒に関して、私たちはよく「甘口」「辛口」という言葉を使います。口にする日本酒が甘口であるか辛口であるかは、主に日本酒度と酸度によって決まります。

日本酒度は日本酒度計という浮秤（うきばかり）のようなものを使って測定されます。この日本酒度計を酒に浮かべて目盛を読むわけです。4℃の水と同じ比重を日本酒度0度とし、それより軽いものは正の値、重いものは負の値で表します。

比重が重い軽いというのは糖分が多い少ないということです。糖分が多ければマイナス（－）で示され、その数値が大きいほど甘口の日本酒と言えます。反対に、プラス（＋）の数値が大きければそれだけ辛口の日本酒になります。例えば「日本酒度＋5」とラベルに書かれてあれば、それはやや辛口の酒であることを意味します。

ただし、甘口であるか辛口であるかは、日本酒に含まれるアルコール分に大きく左右されるため、アルコール分が同じくらいの日本酒同士でないと日本酒度だけで「甘い」「辛い」の比較はできません。実際に飲む酒が甘いか辛いかは他の要素によっても影響を受けます。例えば、酸味があるとその分舌に感じる甘味が隠されてしまうため、糖分が同じであっても酸味が強ければ辛口に思えるものです。

また、その雰囲気、体調、嗜好によっても微妙に変化し、同じ日本酒度と酸度とあっても、甘く感じられる人もいれば辛く感じる人もいます。燗か冷やかでも違ってきます。また、いっしょに口にする料理の味によっても左右されます。そのため日本酒度による値だけで、甘口か辛口かを決定づけるわけにはいかないというのが本当のところです。日本酒度はあくまでも目安と考えてください。

一方、酸度については、酸度が多ければその日本酒は濃く感じられ、反対に少なければ淡く感じられます。「濃厚」「淡麗」という言葉は、まさにこのことを言い表したものです。一般的に「濃厚」は酸度が多いことから、ゴク味（こく）がある、濃い、肉がある、はばがある、ふくらみがある、線が太い、腰が強い（しっかりしている）などと表現されます。「淡麗」は酸度が少ないことから、すっきりしている、さっぱりしている、きれい、軽い、きめが細かい、まるい、上品などと言い表されます。

ラベルの見方

酒販店や居酒屋などのカウンターに並ぶ酒のラベルの中には、それぞれの顔が見えてきます。通常、びんの正面と裏面に2枚のラベルが貼られます。表面は「肩貼《かたば》り」という扇型ラベルが、裏面には「胴貼《どうば》り」ラベルがそれぞれ貼られています。

日本酒のうち、特定名称酒、普通酒は、日本酒の製法品質表示基準に従い必要事項を、びんの表面には容量、アルコール分、製造者名、原材料名、製造時期などを明記します。また、びんの裏面には原料米の品質、精米歩合、日本酒度、酸度、アミノ酸度などの成分が任意（法的な規定では表わせない、あるいは表示基準に触れない範囲のもの）に表示されます。胴貼りは、酒の特徴を強調して杜氏名や飲む時の適温などが書かれているものもあります。なお、任意記載事項の「日本酒度」とは日本酒の比重を表しており、これが甘辛の一つの指標として使われ、＋－0くらいが中等度と思われます。この数字がプラスに向かえば辛口、マイナスに向かえば甘口となります

また、「酸度」は、日本酒の酸味を表わす指標で、コハク酸、リンゴ酸、乳酸などの量が多いほど酸味があることになります。しかし、これらの酸と、糖分の微妙なバランスが日本酒の

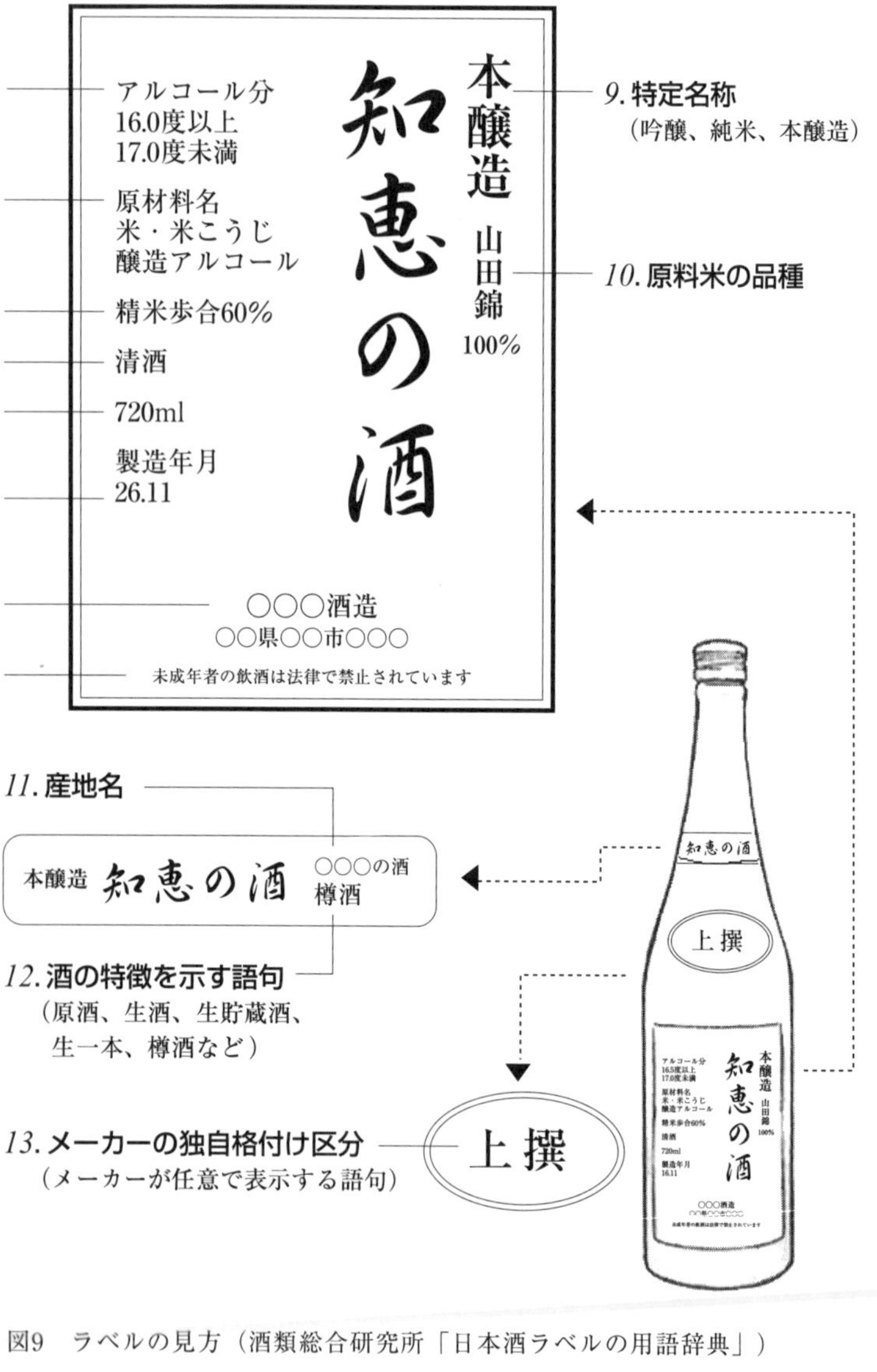

図9　ラベルの見方（酒類総合研究所「日本酒ラベルの用語辞典」）

▶表ラベルの見方

1〜8 は、法令などで表示が義務づけられています。この他、生酒の保存・飲用上の注意、外国産清酒などの表示も義務づけられています。

9〜12 は、法令などで決められた要件を満たす時だけ表示が可能です。他に、貯蔵年数、品質優良をうたう語、有機米使用なども表示の要件が定められています。

1. **アルコール分**

2. **原材料名**
（水は書かない）

3. **精米歩合**
（特定名称酒の場合のみ）

4. **種類**
（「日本酒」と書くことも可）

5. **内容量**

6. **製造時期**

7. **製造者の名称及び製造場所在地**

8. **未成年者飲酒防止の注意**

◀裏ラベルの見方

ラベルはびんの裏にも貼られていることがあり、これを裏ラベルといいます。ここではその製品の特徴を知るうえで役立つ情報を記載。原料米や使用酵母、日本酒度や甘辛口の度合、適した飲み方などが明示されています。

製品の特徴
・酒造好適米を贅沢に使いました
・伝統の生もとを採用、手造りにこだわりました
・旨味に富んだ辛口本醸造酒です

原料米	山田錦	精米歩合	60%

使用酵母	協会701号

成分	日本酒度	+5
	酸度	1.6
	アミノ酸度	1.6

甘辛

甘口	やや甘口	やや辛口	辛口

おすすめの飲み方

冷やして	室温	ぬる燗	熱燗
△	○	◎	○

○○○酒造
○○県○○市○○○

独特の味をかもしだすのです。「アミノ酸度」とは旨味につながる指標で、この数値が大きいほど、アミノ酸含有量が多いことになります。

酒販店の役割

平成15年9月より酒類小売免許の人口基準による調整が廃止され、自由化されました。いわゆる異業種のスーパー、コンビニ、ホームセンター、ドラックストアなどが酒販に参入できるようになりました。酒類売場数は増加し、現在3～4万店に及んでいます。

消費者の利便性は確かに増大し、酒は購入しやすくなりました。一方で、既存の一般酒販店の販売力は下がり、廃業する業者も増えています。しかも、少子・高齢化社会の進展では、酒類市場における現状の年間販売額（約6兆円）以上の伸びは期待できないのです。

とはいえ、酒販店には次のような役割があります。国税庁への答申を見ると、（1）消費者の利益性のさらなる確保（2）安全で品質の高い酒類の供給、消費者に分かりやすい表示をふくめた情報の積極的な提供（3）マナー、広告の実施、飲酒教育、啓発（4）公正な競争の確保のための指針、酒類ガイドラインの遵守《じゅんしゅ》などによる自由かつ公正な取引の確保（5）効率的な事業経営と酒税の確保（6）未成年者の飲酒防止（7）飲酒に起因する各種の事件、事故、健康障害の発生防止（8）リサイクルに関する責任の遂行などとなります。酒販店は対処できるシステム作りを検討しなければなりません。

これからの酒販店

現代は日本酒離れとは言え、日本酒を飲む人が全体として減少しただけで、日本酒をこよなく愛する人はたくさんいます。おいしい日本酒を飲みたい、料理に合った日本酒が欲しい、珍しい地酒を手に入れたなど、消費者の望みは昔も今も変わりありません。

そのようなニーズにどう応えるか、それがこれからの酒販店の役割のように思えます。単に日本酒を棚に並べ顧客を待つというのではなく、積極的に働きかけることが必要だと思います。

例えば日本酒を販売するところとは別に地下セラーなどがあれば、そこで試飲ができ、初めての日本酒にも接する機会がもてます。そうすることで売上を伸ばしている酒販店もあると聞きます。また、積極的な活動をしている酒販店の中には、店舗の隣りに日本酒バーを開き、白店で扱っている日本酒を提供したり、顧客を対象に酒蔵見学を企画したり、日本酒の勉強会を定期的に開いたりして、日本酒をより身近に感じていただこうと努力を払っているところもあります。日本酒の愛好者であっても、飲んだことのない銘柄の日本酒をいきなり購入するのは勇気がいるものですが、このような機会があれば、自分の舌で確かめ、味わえますから、消費者としては大いに助かります。

鏡開きでふるまう

最近は、ウェディングケーキにナイフを入れる代わり、新郎新婦による「鏡開き」を趣向に取り入れる結婚披露宴も増えていると聞きます。祝枡に注いで乾杯し、二人の門出を祝います。シャンパンなどとはまた違った、日本人ならではの心に響く喜びが、会場を包む日本酒の馥郁《ふくいく》たる香りとともに伝わってきます。またホテルなどで開かれる各種パーティでも、鏡開きを行なうところが目立つようになっています。

「鏡開き」とはちょっと変わった呼び名です。「鏡」とは樽酒の樽の蓋のことで、丸くて平らな形からきています。造り酒屋では古くから使われている言葉です。その「鏡」を威勢よく開いて中の酒を飲み交わすことから「鏡開き」と呼ばれるようになりました。「開く」とは縁起の良さを意味し、「運を開く」に通じます。道場や事務所、土俵などで鏡開きを行なうのも、開運を願う気持からです。

また、鏡開きに欠かせないのが枡《ます》。枡はもともと計量器で、香りの良さや木目の美しさ、簡素な様式美などからいつしか酒器として用いられるようになりました。記念の祝賀会や新郎新婦の名前、家紋などが焼印された枡は好評で、お土産に持ち帰っていただくと、どなたも喜ばれるようです。また、外国人には珍しいのか、好んで買い求める方もいらっしゃると聞きます。

日本酒を贈る

わが国では古くから季節の変わり目や祝い事の折りなどに贈り物をする習慣があります。贈答、つまりギフトには2種類あり、一つがパーソナルギフト。つまり個人から個人に贈るギフトです。誕生日、就職祝い、快気祝い、合格祝い、香典返しなど、個人的な祝儀、不祝儀に贈るものです。もう一つがシーズナブルギフト。お中元やお歳暮など、そのシーズンになると日頃お世話になっている方や仕事の取引先などに感謝の気持をこめて贈るギフトです。

ギフトに使われる品物としてはいろいろなものがあり、日本酒も常に上位に位置します。しかし、最近はそれだけにとどまりません。特に、パーソナルギフトでは贈る相手にふさわしい個性のあるものが選ばれる傾向にあり、その中で、日本酒がおしゃれな贈物として用いられるようになっています。

例えば成人の日。大人になったお祝いに日本酒を贈るなどは、成人したことを喜ぶ贈り手の気持が相手に対する思いとともにおしゃれな感じで伝わります。斬新なデザインのびんに入ったモダンな日本酒もたくさん登場していますから、組み合わせて贈ると、それまでの日本酒とは違った印象をどなたも受けるようです。

コラム
〝酒サムライ〟いざ、出陣！

日本国内において日本酒人口をかつてのように挽回するのは大変です。そこで日本酒業界では新たな販路を求めて、海外に進出しようとしています。幸い、今、世界では和食ブームが起こり、特にニューヨークやパリなどのおしゃれな大都市などで広がりを見せています。

しかし、蔵元が個々に活動しても限界があります。蔵元の多くは少人数による経営なので、大々的な売り込みは容易ではありません。そこで、日本酒造組合中央会では組織的な活動に乗り出しました。日本酒の正しい商品知識の普及と、海外市場の開拓・需要拡大を目的に、ジェトロ（日本貿易振興機構）や在日大使館などの関係団体と連携、今後日本酒の輸出の増加が期待されるアメリカ、アジア、ヨーロッパの各国で試飲イベントの実施活動を始めたのです。まず、日本酒を口にしてもらうこと、日本酒に接してもらうことが重要との考えからです。このことをきっかけにして日本酒のおいしさに触れ、愛飲家を増やし、輸出につなげる狙いです。ほかにも英語版日本酒テキストを作成してホームページ上で公開するなど、普及に努めています。

また、若手の酒造家の間からも日本酒を広める機運が高まっています。２００６年に、全国の若手蔵元で組織する日本酒造青年協議会によって立ち上げられた「酒サムライ」がそれです。サムライとは、「美しきもの、大切なものを守る強い意志と情熱を持つ人びと」と定義され、そこから酒サムライとは日本酒という美しきもの、日本人にとって大切なものを守り、さらに国内外に伝え広める人々のことを指します。日本酒造青年協議会では、国内外において日本酒の普及に貢献している多様な分野のオピニオンリーダーに対して「酒サムライ」の称号を授与し、現在、53名の酒サムライが誕生しています。

他にも、日本酒造青年協議会はＩＷＣ（インターナショナル・ワイン・チャレンジ）の日本酒部門に積極的に参加し、活動を展開しています。平成26年には純米酒を始めとする７つのカテゴリで、金、銀、銅メダル合わせて３１０の銘柄が受賞しました。最高賞であるチャンピオンＳＡＫＥに選出された銘柄や上位入賞者銘柄は市場でも大きな反響を得ています。

おわりに

酒は百薬の長と言われ、適量を飲んでいれば、薬以上に健康的効果を発揮してくれます。そこには、日本酒の薬効をわきまえた「良い酒との付き合い方」が請われます。「飲則食」の晩酌程度に飲む酒や寝酒など、いずれもその日の心的緊張ーストレスをほどくばかりでなく、明日の仕事の能率を保証し、精神に活力を与えてくれます。その上、最新の医学は生活習慣病、とりわけ冠動脈疾患、がん、骨粗鬆症、認知症などの予防に適量飲酒が良薬であることを明らかにしました。健康長寿の絆、適量飲酒が、高齢者に増大している腹部大動脈瘤の発症リスクを抑える逆相関であること、また経皮的冠動脈形成術後の再狭窄に対して、ステントの開存を維持してくれるなど「百薬の長」の矜持を保っています。

一方、アルコールの摂り方によっては健康被害や社会的悪影響がもたらされます。節度を超えた大量飲酒では、アルコール依存症やアルコール精神病、肝・腎・膵などの臓器障害が顕在化します。現在、アルコール飲料と健康に関しては、全世界的な規模で問題化しており、WHOは「アルコール飲料とその世界戦略」を掲げ、健康被害の防止策の対応を各国に求めています。

酒の功罪という対立的な考えではなく、共生という本質的価値を目指すべきです。「酒は飲むべし、飲まれるべからず」と言い古された諺は、酒を飲むこと自体が問題なのではなく、いつでも適量な飲酒が自分で管理できる生活への教訓と言えましょう。通常の飲酒行為では酩酊や人格障害をきたすことはありません。現代医学に支持された健康的効果を享受することに、異論の余地がありません。

いくら豊穣の銘酒といっても、健康長寿を希求するからには、適度な晩酌程度となります。酒の3絶である色、香り、味を噛みしめることができる中等量が健康テラピーであることを認めてこそ、天の美禄と言えるのです。この日本酒の驚くべき健康パワーを本書から読みとっていただければ望外の喜びです。諸姉兄のご批判・叱咤をいただければ幸いです。

最後になりましたが、本書の出版に当り大変お世話になった日本酒造組合中央会ならびにキクロス出版の出版プロデューサーの山口晴之氏に、この場をお借りして心から感謝を申し上げます。

著者

2015年2月

引用文献

日本酒造組合中央会『日本酒読本』一九九六年。

木村克己（監修）『日本酒のはなし』日本酒造組合中央会、一九九七年。

滝澤行雄『一日二合日本酒いきいき健康法』柏書房、二〇〇二年。

今安　聡編『秘められた清酒のヘルシー効果』地球社、一九九七年。

滝澤行雄『酒かす健康パワー』世界文化社、二〇〇四年。

赤羽次郎・中西頴央『代謝―基礎と臨床』朝倉書店、一九七〇年。

加藤伸勝・大原健士郎・河野裕明編『アルコール中毒』医学書院、一九七三年。

平山　雄『予防ガン学』新宿書房、一九七七年。

文部省がん特別研究「コホート研究による発がん要因の評価に関する研究班（JACC）報告書」、二〇〇四年。

国税庁酒税課編『清酒の製法品質表示基準　未成年者の飲酒防止に関する表示基準』一九九〇年。

重金敦之『利き酒入門』講談社現代新書、一九九八年。

小泉武夫（監修）『料理の魔術師「日本酒」活用テクニック』日本酒造組合中央会、二〇〇一年。

論文　諸家の原著論文は、本文中の（　）に著者名と発表年を記し、肩書や文献の詳細などを割愛させていただいた。

なお、著者名はアメリカ読みにしましたが、正しくない場合はご寛容のほどを願いたい。

参考書

荻生待也（編著）日本の酒文化　総合辞典、柏書房、二〇〇四年。

神崎宣武『乾杯の文化史』ドメス出版、二〇〇七年。

小泉武夫（監修）『日本酒　百味百題』柴田書店、二〇〇〇年。

日本酒センター『日本酒　小百科』柴田書店、二〇〇四年。

星川英輝『酒飲みの傾向と対策』ネスコ／文芸春秋、一九九三年。

[著者プロフィール]
滝澤行雄（たきざわ　ゆきお）

秋田大学名誉教授　医学博士

1932年長野県生まれ。新潟大学大学院医学研究科卒業。新潟大学助教授、秋田大学教授、金沢大学放射能実験施設教授（併任）、国立水俣病総合研究センター所長、同センター顧問、水俣市助役を歴任。現在、医療法人財団青葉会理事・老健ホスピア玉川施設長。要職にはOECD化学品セクター検討会委員、WHO有機水銀の健康影響に関する研究協力センター長を務め、現在UNEP環境影響パネル委員にある。

著書　「水銀」（講談社）、「環境と放射能」（東海大学出版会）、「悲しいマグロー放射能と水銀」〈BABジャパン〉など専門著書多数のほか「一日二合日本酒いきいき健康法」（柏書房）、「Osakeテラピーで健康になる本』（キクロス出版）。「酒一健康と長寿」（英文、米国ベロニカ出版）ほか。1998年「日本酒大賞」、2013年「石川記念基金奨励賞」〈日本酒造組合中央会〉。

日本酒をまいにち飲んで健康になる

2015年5月15日　初版発行
2015年8月24日　2刷発行

著者　滝澤行雄

発行　株式会社 キクロス出版
〒112-0012　東京都文京区大塚6-14-19
TEL.03-3945-4148　FAX.03-3945-4149

発売　株式会社 星雲社
〒112-0012　東京都文京区大塚3-21-10
TEL.03-3947-1021　FAX.03-3947-1617

印刷・製本 株式会社 厚徳社

プロデューサー 山口晴之　デザイン 山家ハルミ

ISBN978-4-434-20670-2 C0077